改訂版

歯は抜くな

抜くといわれた歯を守る

歯科医師 博士（歯学）
岩田有弘［著］
相澤るつ子［絵］

Dr.イワタの
本気のアドバイス

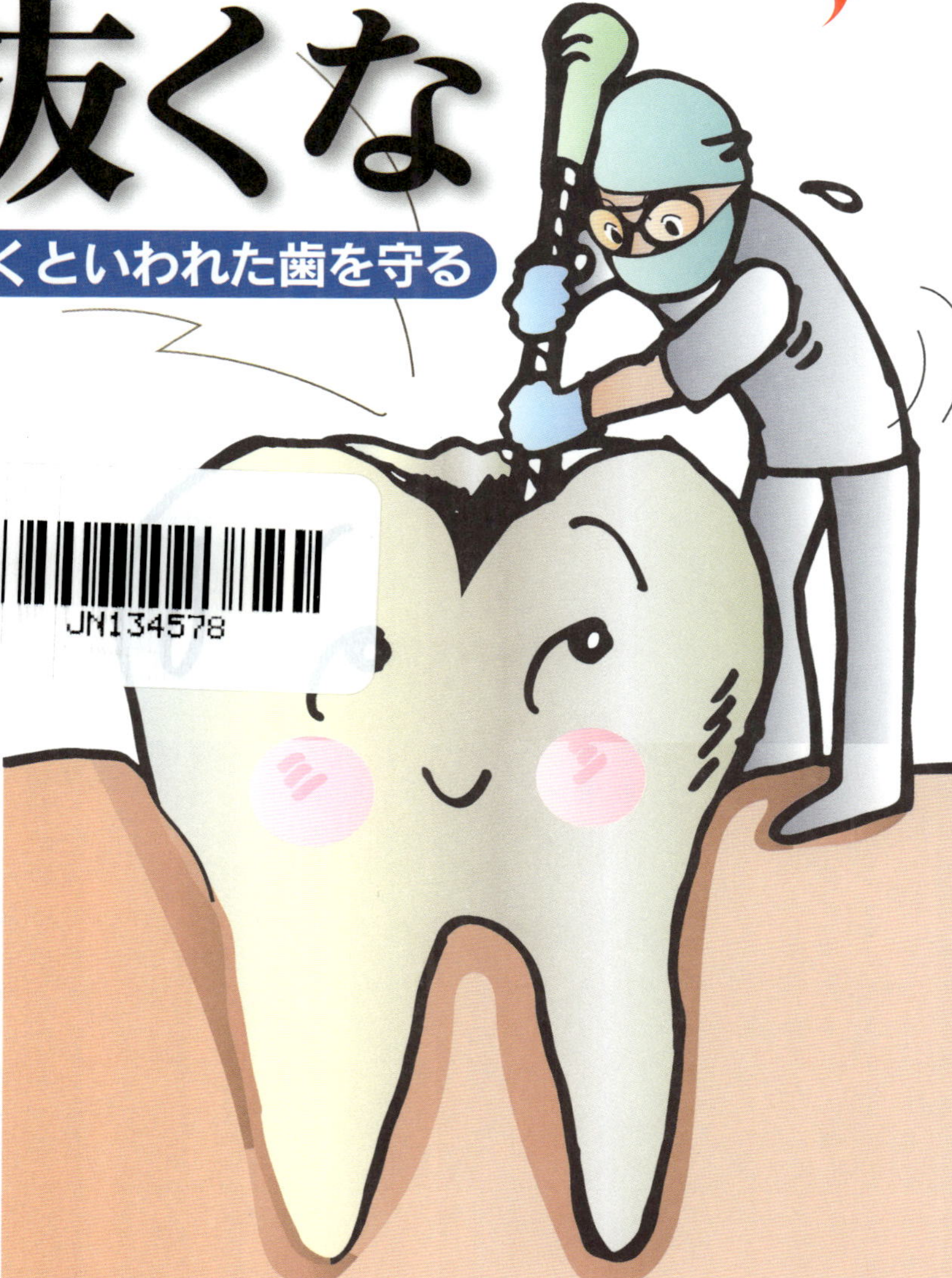

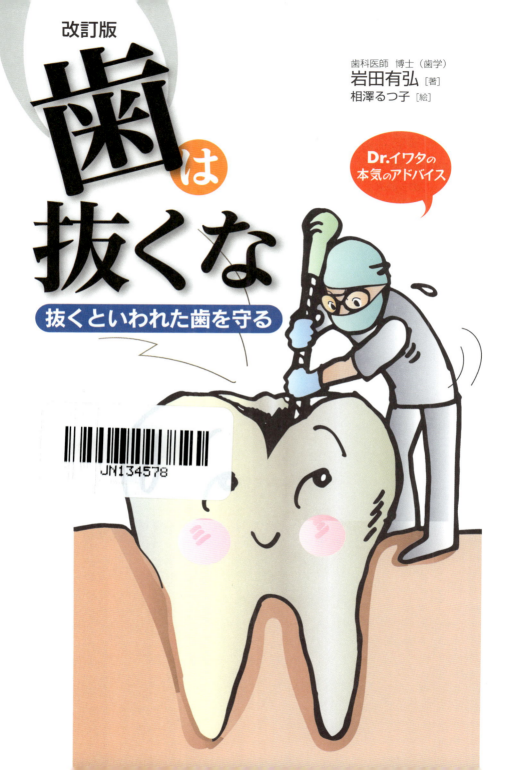

Dr. イワタのエピソード①

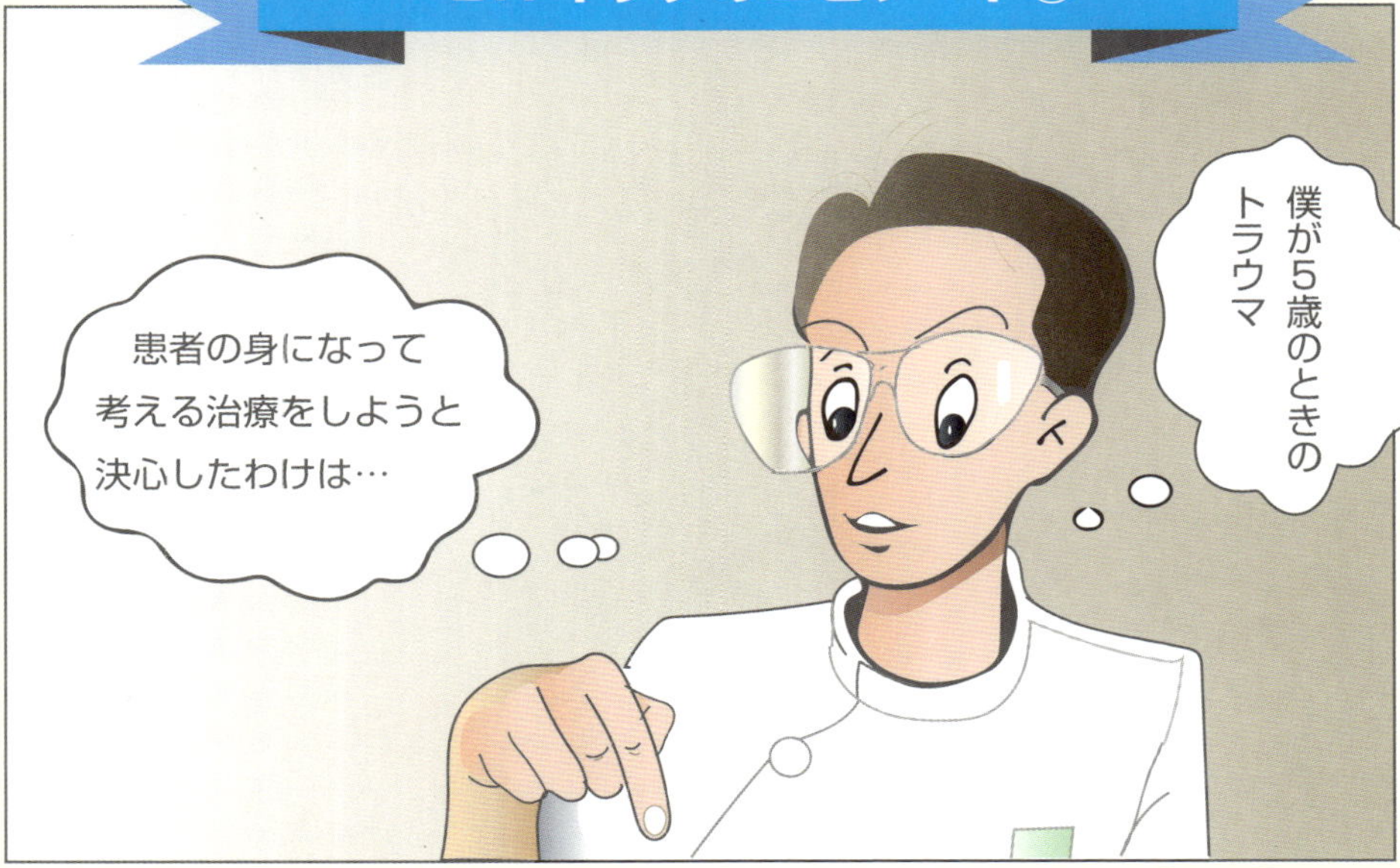

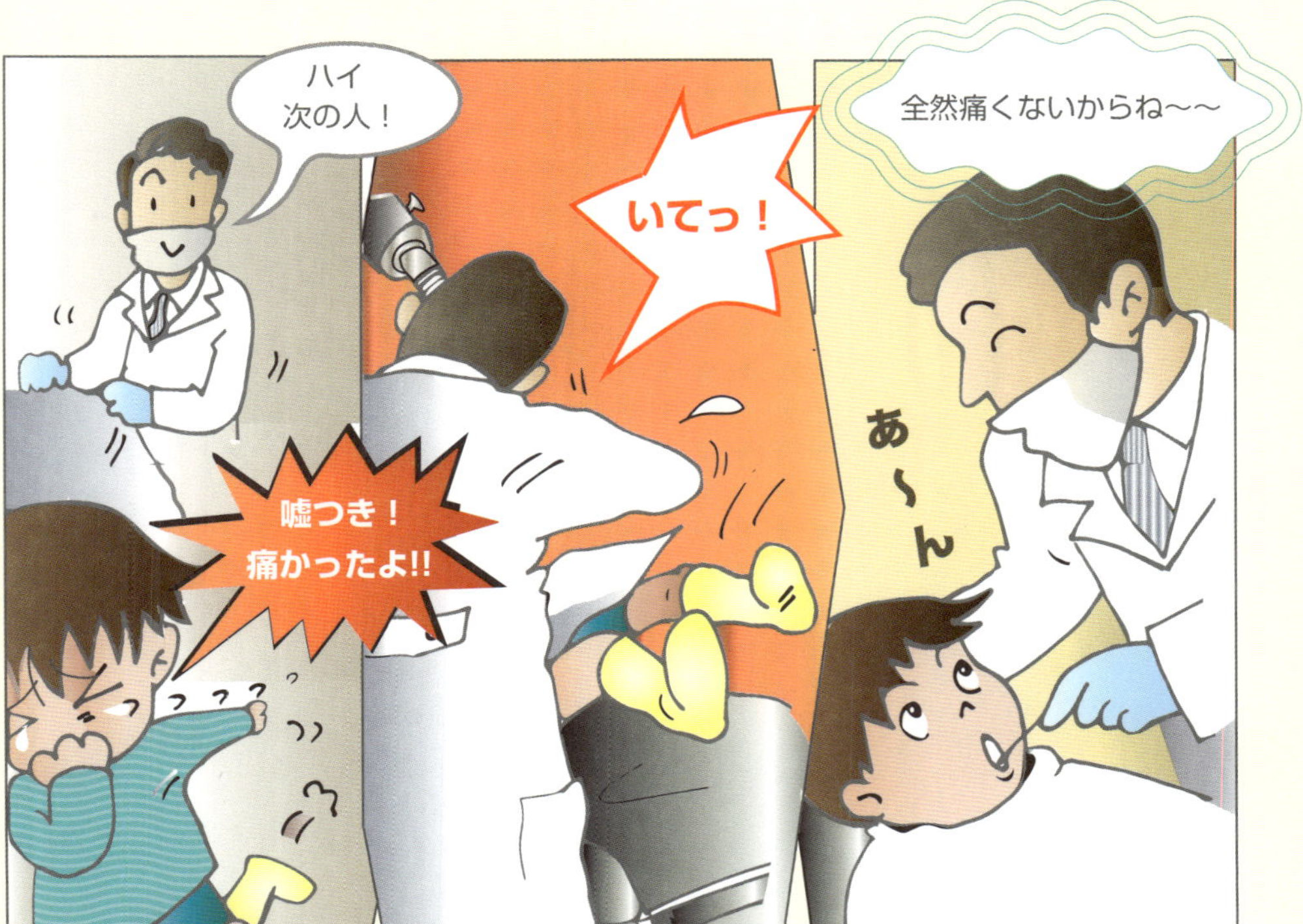

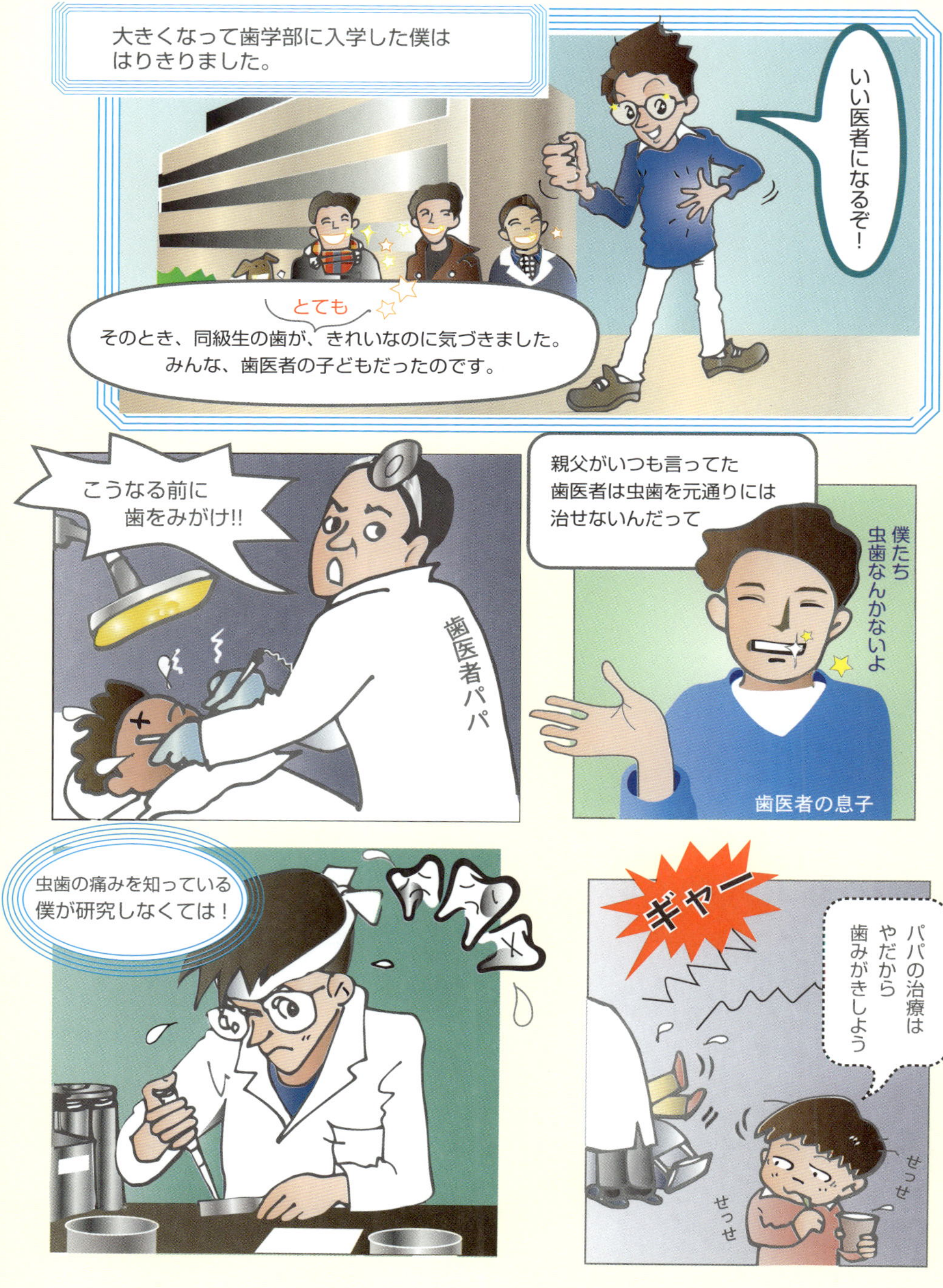
大きくなって歯学部に入学した僕は
はりきりました。
いい医者になるぞ!
とても
そのとき、同級生の歯が、きれいなのに気づきました。
みんな、歯医者の子どもだったのです。
こうなる前に
歯をみがけ!!
歯医者パパ
親父がいつも言ってた
歯医者は虫歯を元通りには
治せないんだって
僕たち
虫歯なんかないよ
歯医者の息子
虫歯の痛みを知っている
僕が研究しなくては!
ギャー
パパの治療は
やだから
歯みがきしよう
せっせ
せっせ

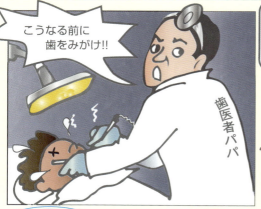

★はじめに

自分がされたくない治療は行わない

私は歯科医師として、「自分がされたくない治療は行わない」「歯のために良いことはすべて行いたい」と考えています。

そう思うようになったきっかけは、私自身の体験にあります。

私は歯医者の息子ではありません。ちょっとしたきっかけがあって大学の歯学部に行くことになったのですが、そのときから、自分が嫌だった歯医者のようにだけはなるまいと、固く決心していました。というのも、私は歯医者に対する不信と疑問を、幼い頃からずっと持っていたからです。

たとえば、小学生の頃から、私は少しでも歯がしみたり、痛みを感じたりしたら、すぐに歯医者に行っていましたが、そのとき少しの痛みなのにとても大きく歯を削られたように感じることがありました（のちにこれが「予防拡大」という、健康な部分も含めてすべての病巣を削る医療行為だということは、大学の歯学部に入ってからわかりましたが）。

また、一度詰めた所が冷たいものでしみるようになり、歯の神経を取ったときにも、私は子どもながらに「神経を取ったら次に虫歯になってもわからないのでは？」と疑問に思いました。

ほかにも、痛くないよとだまされて実は痛かった治療や、詰めた所からどんどん悪くなって、とうとう抜かれてしまった歯——そんな数々の経験から、大学の歯学部に入学した私は、自分にも家族にも受けさせたい治療をする歯医者になろうと考えたのです。

なぜ保険適用外の「自由診療」を行うのか

２００９年に新しく「岩田有弘歯科医院」を立ち上げるにあたって、私は保険診療を主体とした治療を行うかどうか検討しました。医院の運営のことを考えると、一般的な歯科医院がすべてを保険診療で行うには、１日に20人前後の患者さんを診なければなりません。１人あたりに換算すると、かけられる時間は25分程度です。

しかし、歯科治療の多くは、それほど短時間で行えるものではありません。歯の治療は本来、とても時間のかかるものなのです。

たとえば虫歯の場合、削る部分を最小限にするには、とても手間がかかります。時間をかけずに作業すると、虫歯になっていない部分も含めて神経が露出するまで歯を削ってしまうことが多く、そうなれば露出した神経は抜かざるをえません。そして神経がなくなると、20～30年後には、ひび割れて抜歯するような事態になってしまうのです。

一方、時間さえかけられれば作業はシンプルで、歯の内側と外側を丁寧に掃除して詰めものをすれば、何も問題ありません。30代以降の歯のトラブルの多くは再治療が原因なのですが、このことからも、初診で時間をかけて適切な処置を行うことが重要だといえます。

歯科医師が治療、再治療を繰り返す悪循環のサイクルになると、どんどん歯が悪くなってしまうだけでなく、患者さんの経済的負担が多くなってしまいます。

また、都市部では今、歯科医院の過当競争がおきています。過剰といわれるほど歯科医院がたくさんある中で、自分がやりたいこと・自分にしかできないこととは何なのか。

それは、多くの歯医者が、「残すことができない」「難しい」「面倒くさい」と考えて抜いてしまっている歯を残し、患者さんの口腔の健康を守ることなのではないか。

しかし、そうした歯を残す医療と経済性の両立は、今の日本ではやはり難しいと判断しました。

そこで私は、保険診療で1人25分の治療を行うことより、歯を残すためにやるべきことを行うスタイルを重視することにしたのです。

もちろん治療費は安い方がいいとは思いますが、必要な機材や時間、人財を用いるには、保険診療だけでは、とても「自分がされたくない治療は行わない」ことはできないと考えました。

歯は抜かずに治す!

私は以前、『歯は抜くな インプラントの落とし穴』という本を書きました。早いもので、それから約十年が過ぎました。

その間、独立して現在の医院を開業し、「自分がされたくない治療は行わない」をモットーに、患者さんの口腔全体の健康を守るため、良いと思うことはすべてやってきました。

たとえば初診の時間は、1人の患者さんにたっぷり3時間とることで、患者さんの歯の悩みをしっかり聞き、正確な検査に基づいた診断や治療方針をお伝えしています。

また、歯を残すために必要な治療器具や人財は、すべて用意してあります。たとえばマイクロスコープやルーペ、MTAセメント、さまざまな消毒滅菌《めっきん》装置などです。そのため、患者さんからいただく治療費のうち、85%以上は患者さんにかけていると自負しています。

患者さんの全身の健康を守るには、感染対策も重要です。洗浄から消毒、滅菌までのシステムを構築し、感染対策について高いレベルの教育を受けたスタッフのみが在籍しています。

他の病院において、「抜歯する」と診断された歯を残していく症例も、10年以上にわたって、すでに200症例以上、経験しています。メインテナンスに定期的に通われている患者さんの中には、そうした歯が10年以上健康に機能している方もおられます。

医院を開業してから7年間の集計によれば、患者さんの歯がなくなった平均本数は0・3本で、来院されるほとんどの患者さんの歯を残すことができています（2016年9月現在）。

今回、『歯は抜くな』の改訂版を刊行するにあたって、こうした新たな情報やデータを盛り込みながら、自分の歯を守り、口腔の健康を保つにはどうしたらいいのか、いま一度、皆さんにしっかりとお伝えしたいと思っています。

そして忘れないでください。「抜くと言われた歯」でも、やるべきことをしっかりやれば残すことができるという事実を！

歯は「抜かずに治す」！ 〈ある患者・Aさんの治療例〉

●初診のとき（2011 年 8 月 4 日）

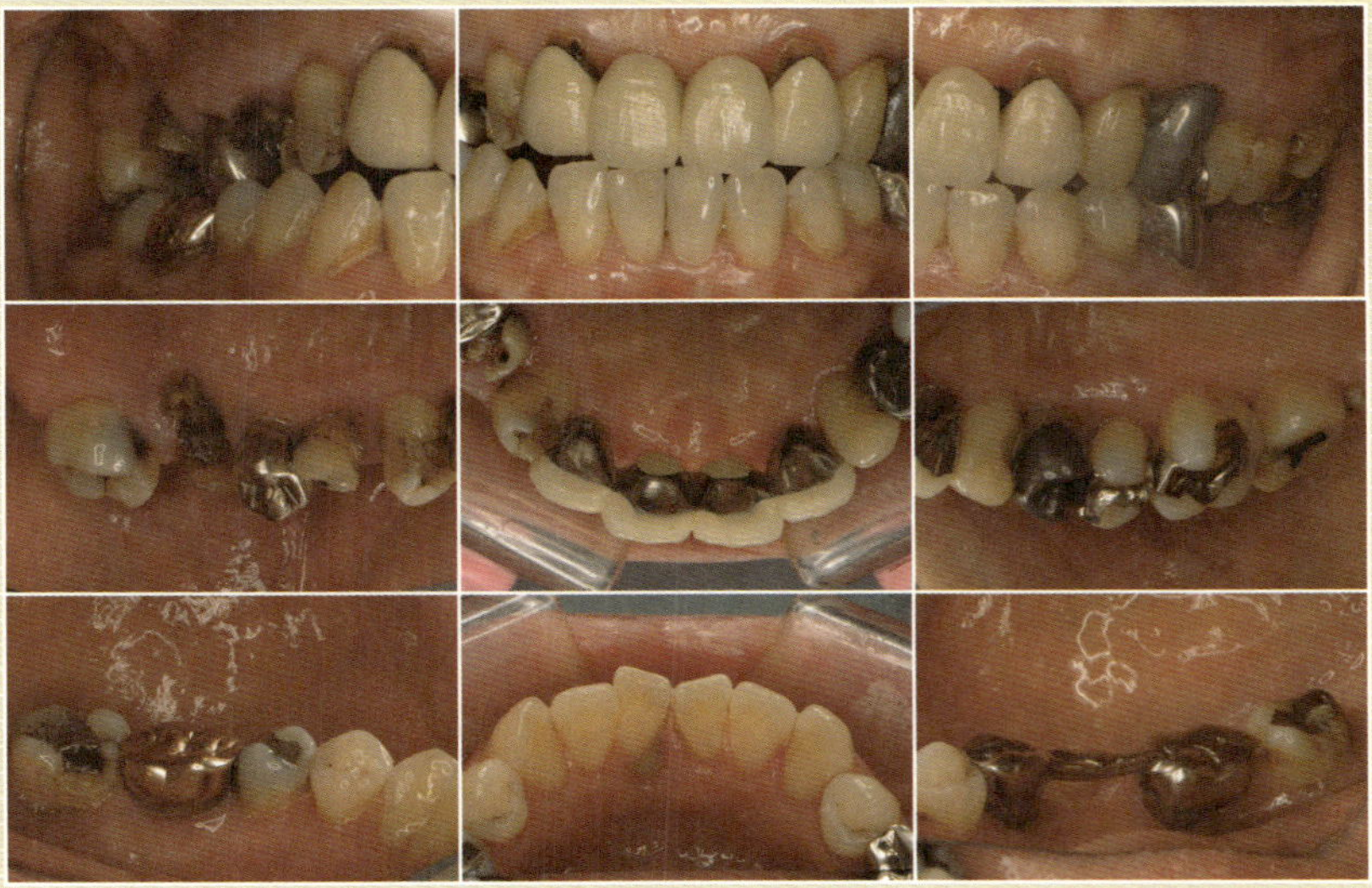

Aさんが私たちの医院を初めて訪れた際に撮影した写真です。歯垢や虫歯が各所に見られます。虫歯がたくさんあると口の中が汚れやすく、より虫歯ができやすくなります。

●治療が終わる（2013 年 2 月 4 日）

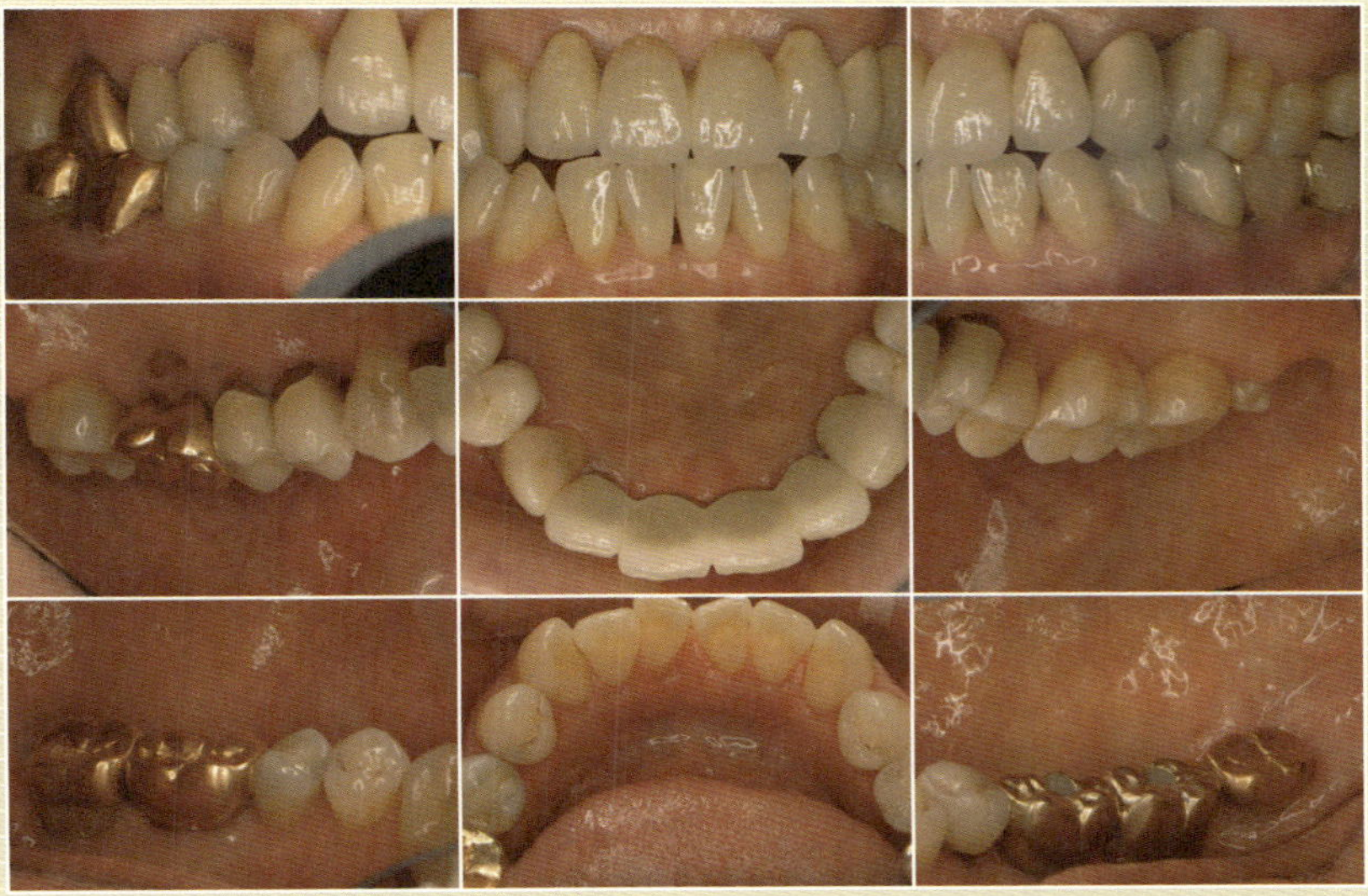

すべての治療が終了して、虫歯や歯周病はなくなりました。
予防プログラム（→p 120）も終了し、引き続きメインテナンスを行っていきます。

自分の歯を守るには、虫歯や歯周病の予防をしっかり行うことが大事です。ある患者Ａさんを例として、どのように歯を守っていけばいいのかを見ていきましょう。

●４年が経過（2017 年６月７日）

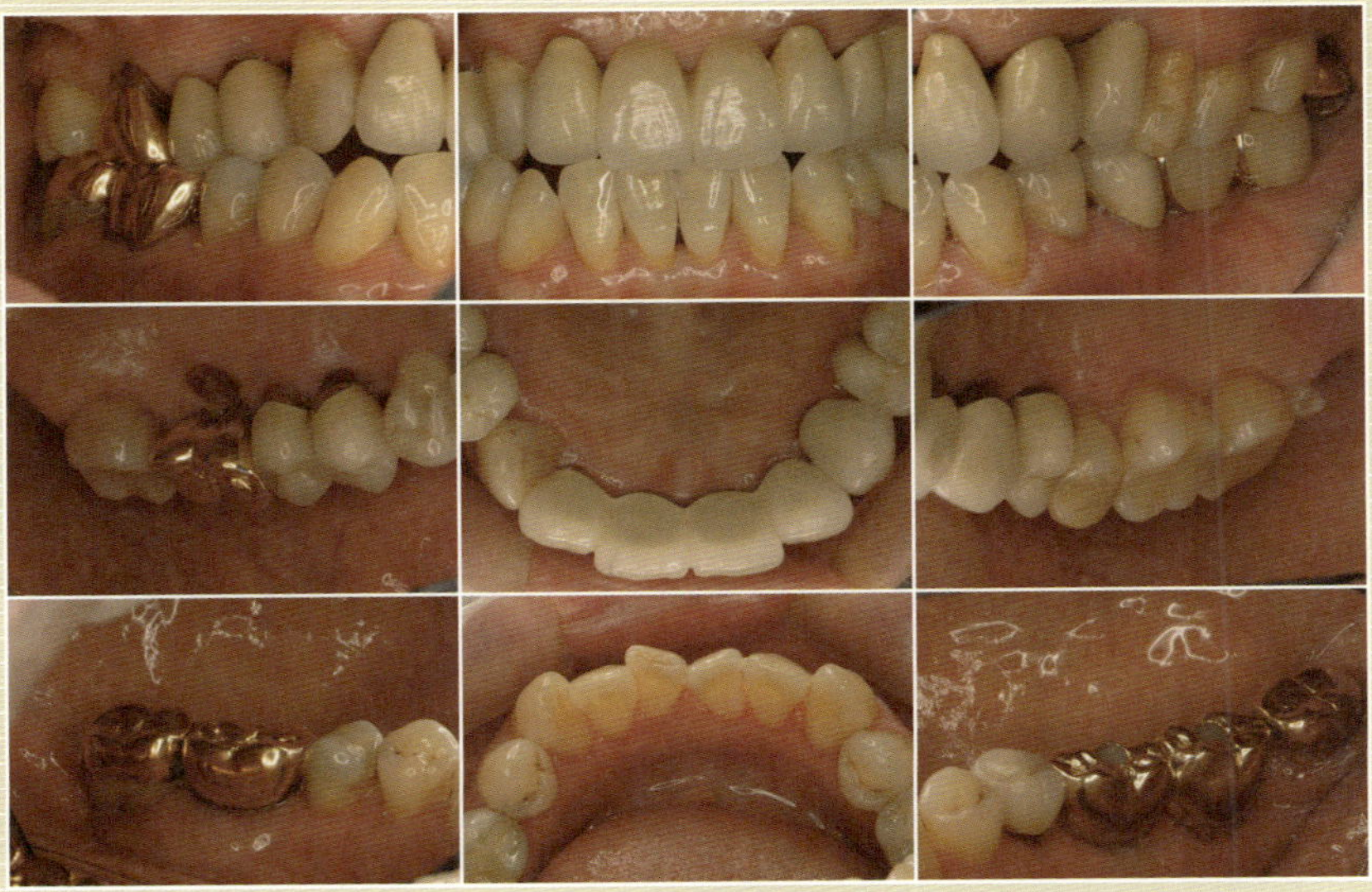

治療が終了してから４年以上が経過しましたが、新たな虫歯や歯周病の発生はありません。日々のメインテナンスをしっかり行うことで、歯の健康は維持できるのです！

歯を抜かれる原因の９割以上は虫歯と歯周病です。
原因を取り除き、しっかりメインテナンスしていけば、
一生自分の歯を保つのも難しいことではありません！

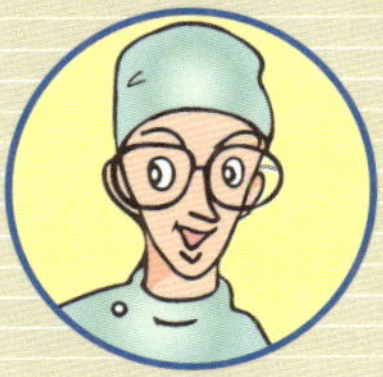

●Ａさんに行った治療

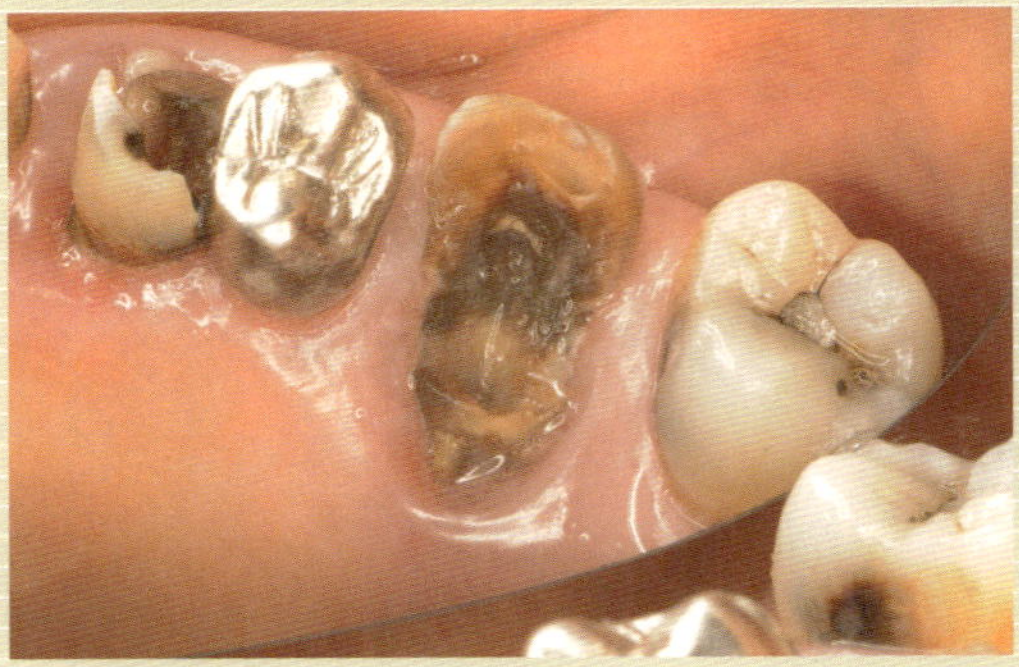

1

左の写真はＡさんの上の歯の、右側の奥歯です。医師による治療の前に、歯科衛生士が予防処置と歯周の治療を行います。

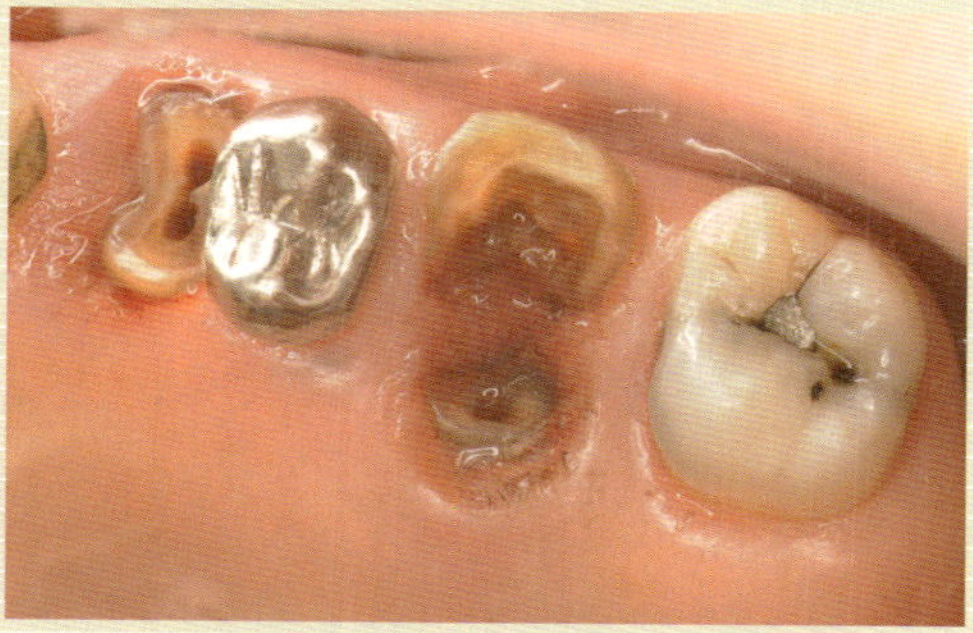

2
まず虫歯をしっかり取りきります。ここまでの段階で歯根の外側の感染がなくなります。

3
根管治療を行い、歯根の内側の感染をなくします。歯根の内と外をきれいにすれば歯は治ります。ここから、力を加えても歯が壊れないようにする処置に入ります。

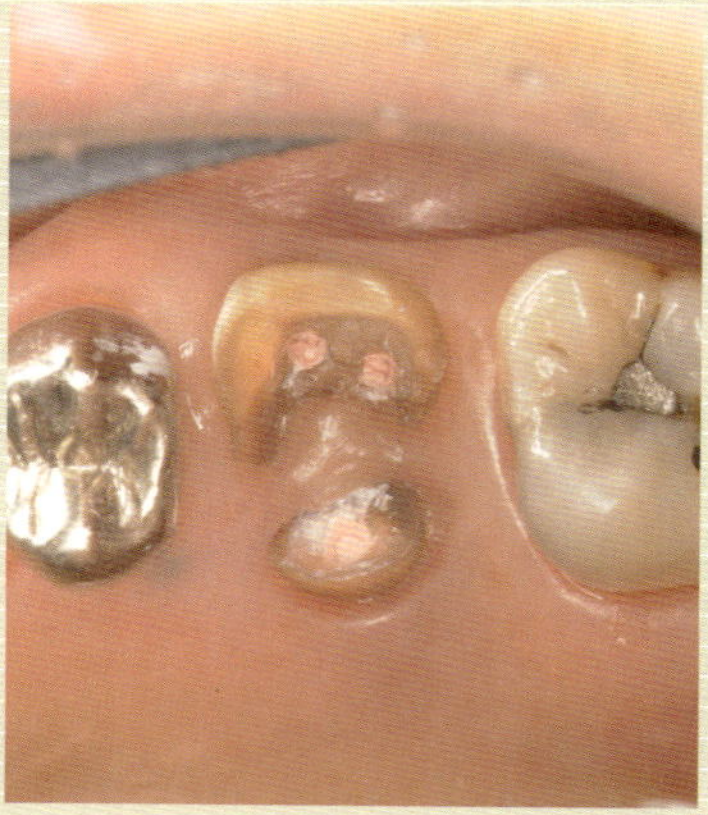

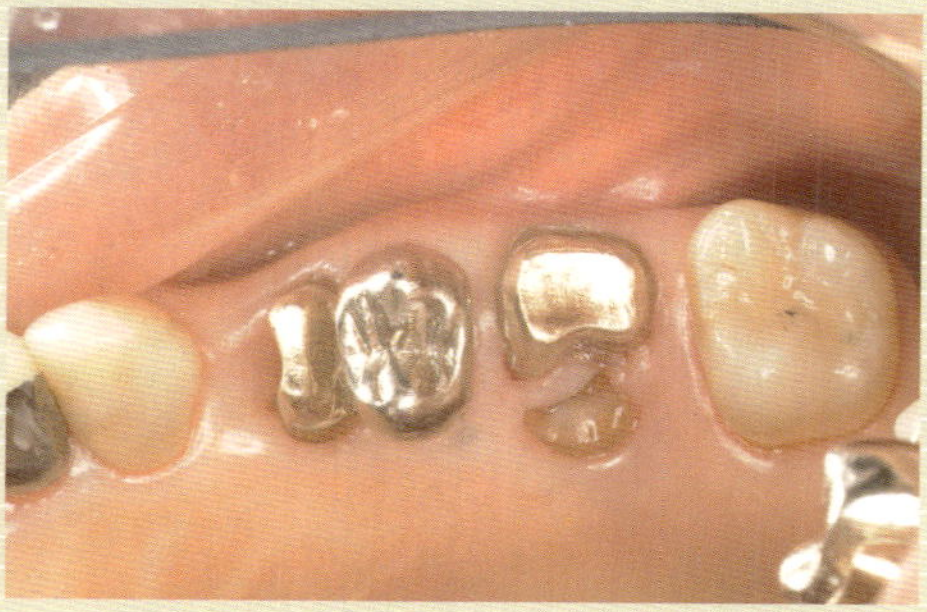

4
歯根にポストコア（金属製の土台）をかぶせた状態です。

5
ポストコアの上にクラウン（かぶせもの・差し歯）をかぶせた状態です。治療後、4年が経過しています。

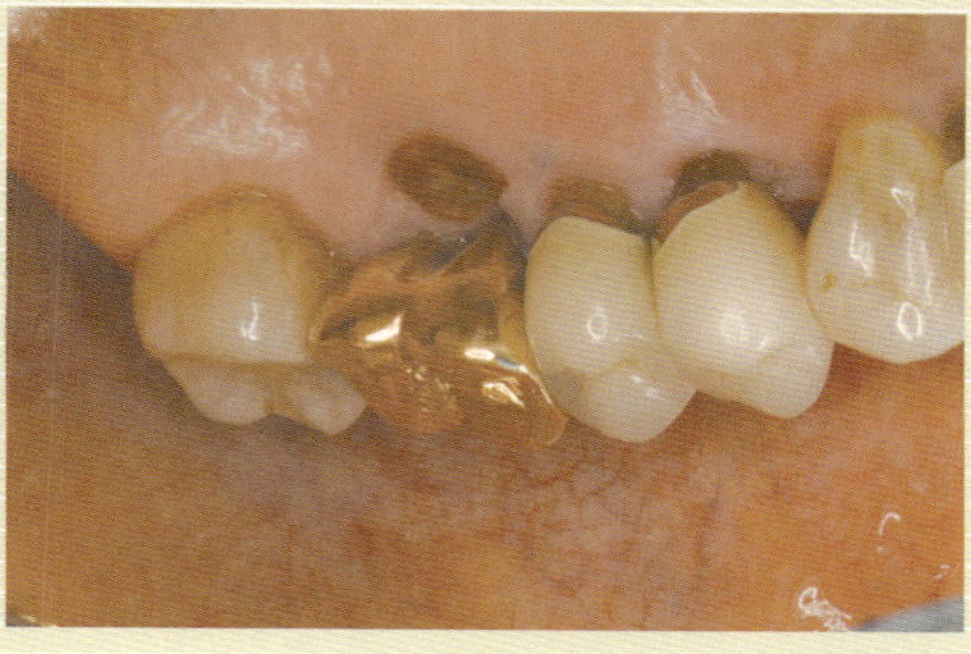

歯は「抜かずに治す」！〈ある患者・Aさんの治療例〉

6

全体の噛み合わせのバランスをとり、その後はメインテナンスで良い状態を維持していきます。

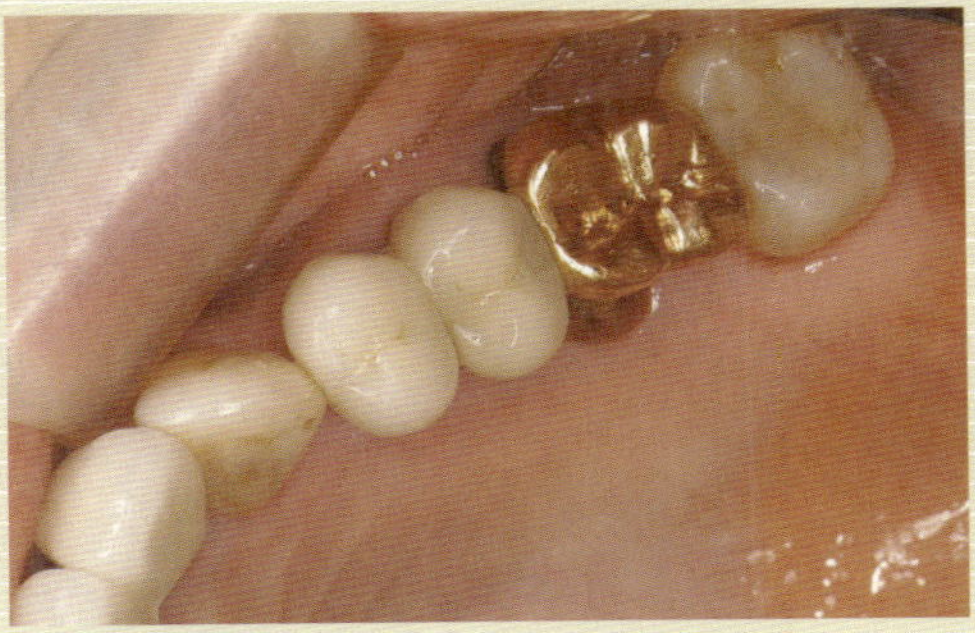

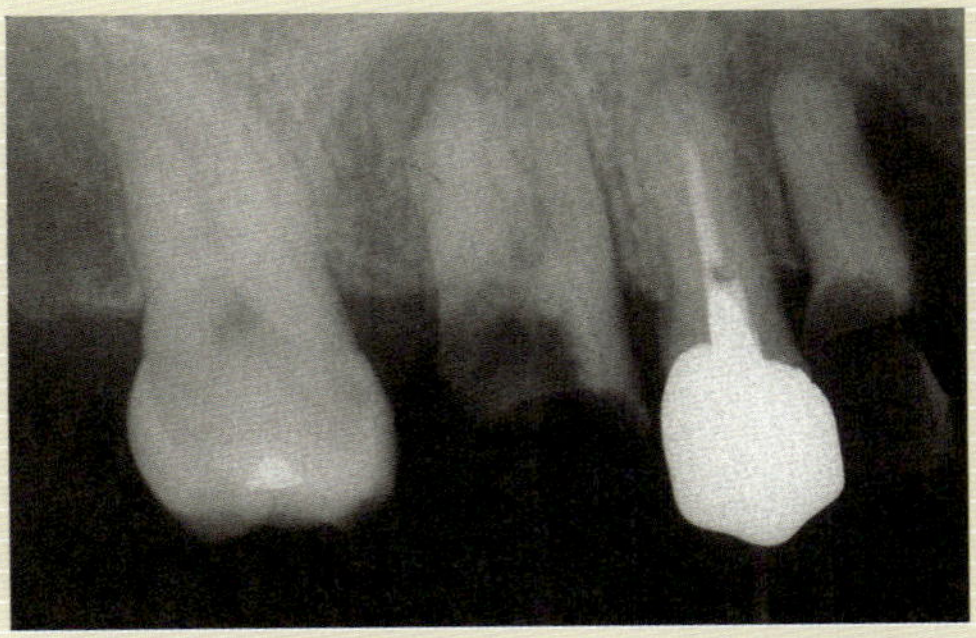

7

治療の前に撮影したレントゲン写真です。左から２本目は虫歯で歯がなくなり、歯根の先が化膿して歯を支える骨が壊れています。

8

治療から４年後に撮影したレントゲン写真です。虫歯を取り除き、しっかり根管治療を行って、ポストコアとクラウンをかぶせてあります。こうした治療を行えば、歯根の周囲の壊れていた骨も治り、安定します。

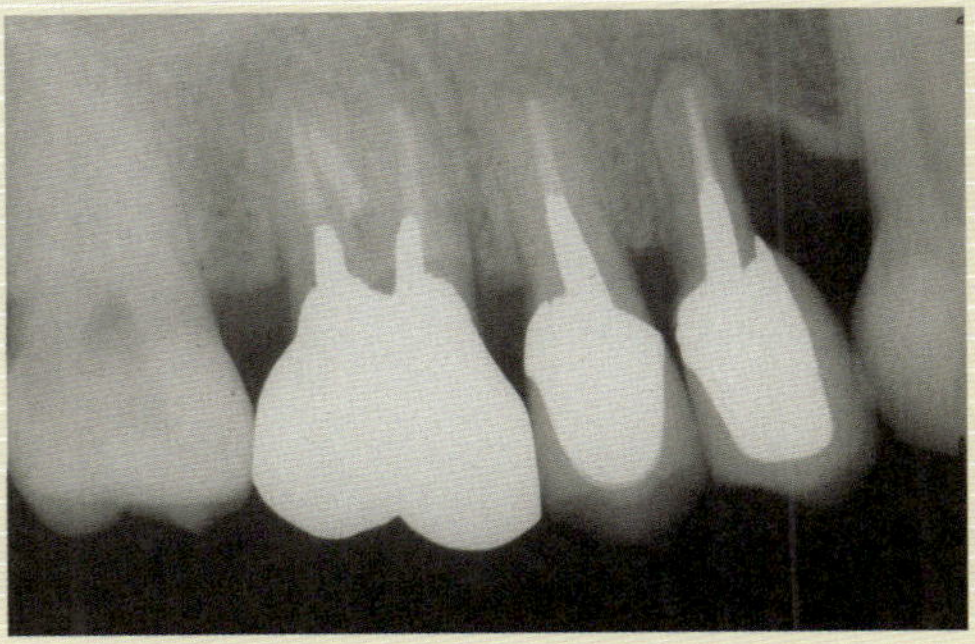

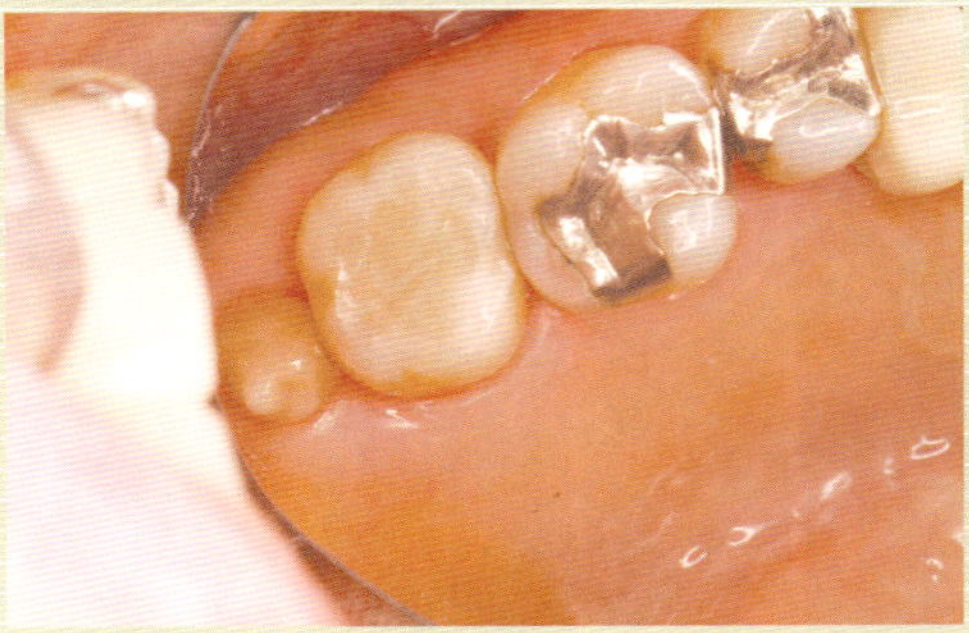

9

次にＡさんの左上の奥歯の治療を見ていきましょう。治療前には一見、問題がなさそうに見える歯でも…。

10

多くの歯には、詰めものの中に虫歯があります。

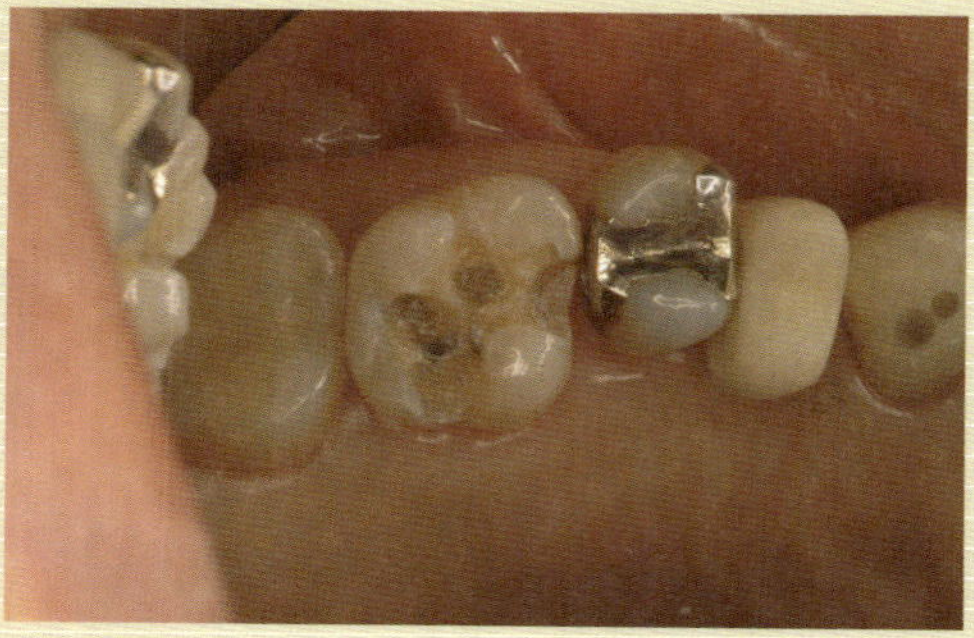

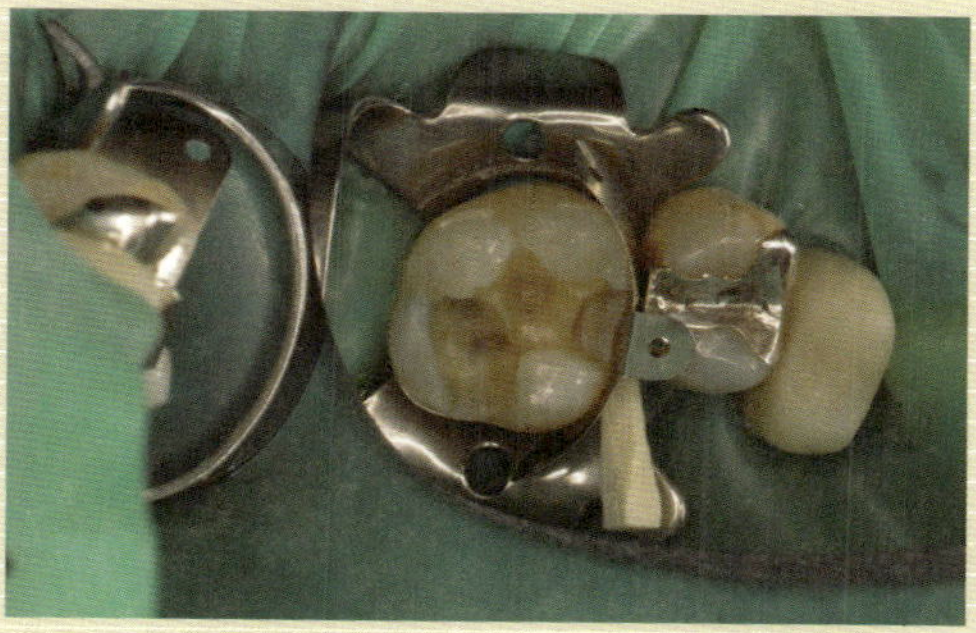

11

ラバーダム防湿をしっかり行い、歯髄を残して虫歯を取りきります。

12

コンポジットレジン（プラスチックの白い詰めもの）で修復します。

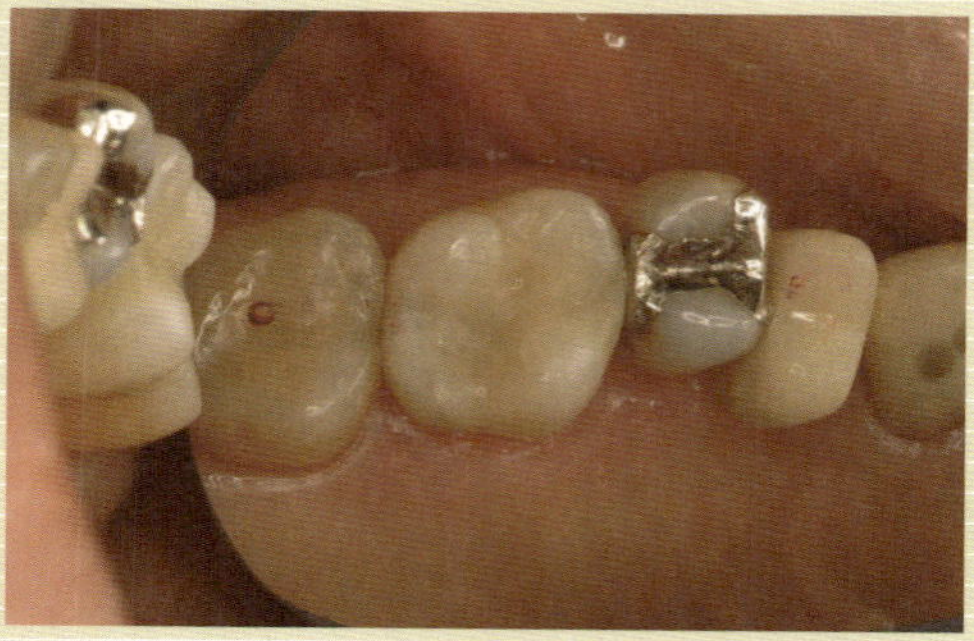

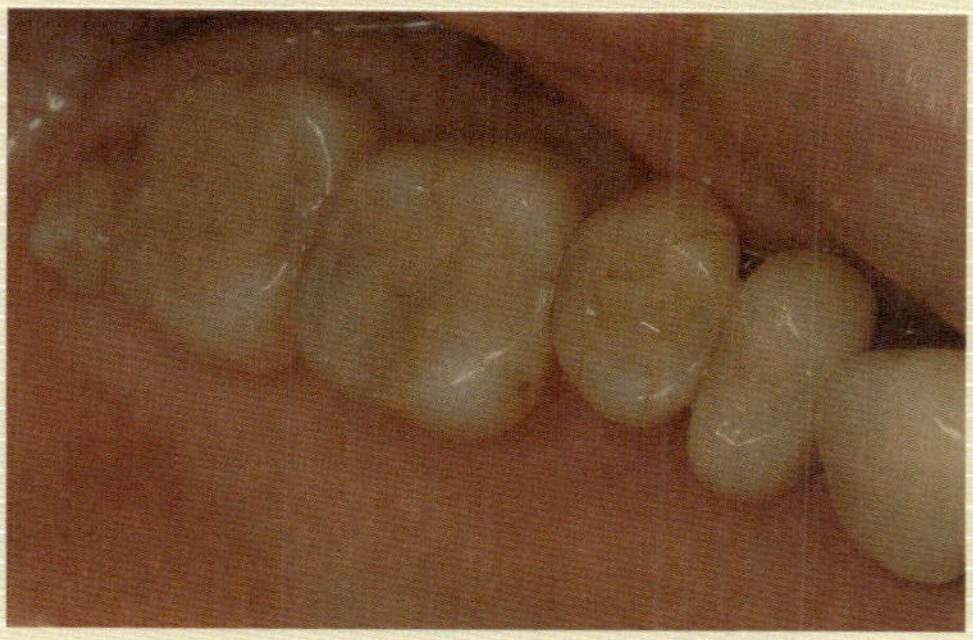

13

治療後、4年が経過しました。コンポジットレジンに一部、着色が認められますが、問題は生じていません。

歯は「抜かずに治す」！〈ある患者・Aさんの治療例〉

●初診のとき
（2011年8月4日）

初診の際に、すべての歯を撮影したエックス線写真です。多くの虫歯があり、根管治療が不完全で、歯根の中と先端が化膿している箇所があります。

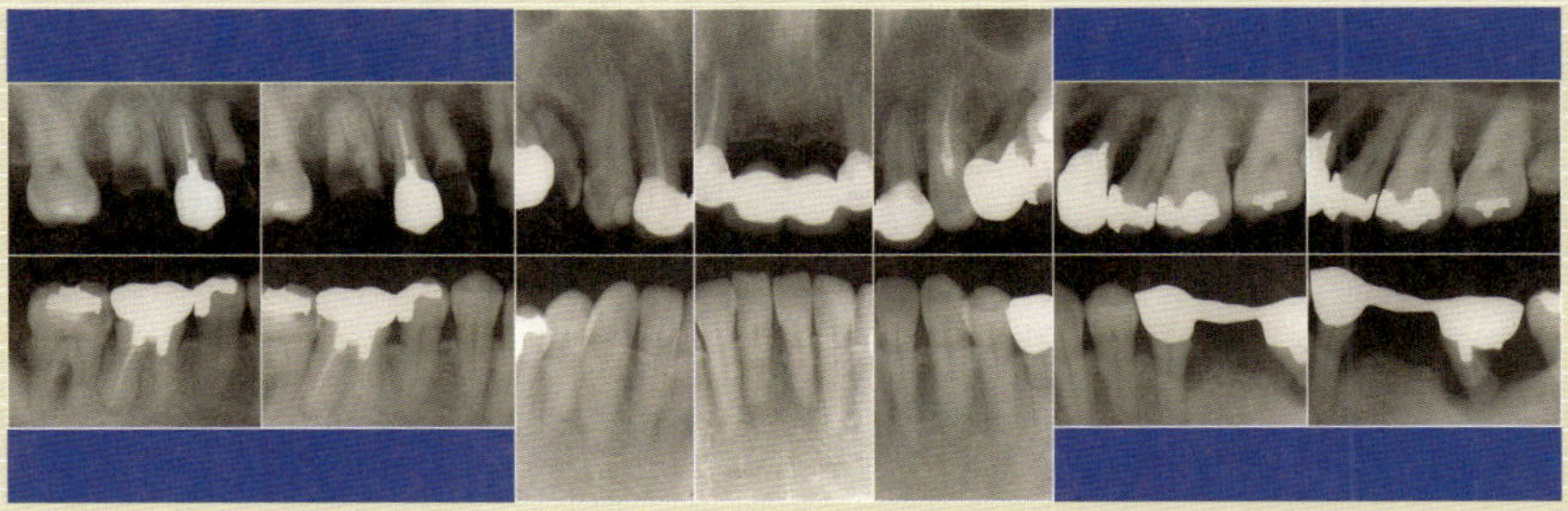

●治療が終わって
（2013年5月13日）

修復治療と根管治療を行い、虫歯を取り除いて治療が終了した状態です。

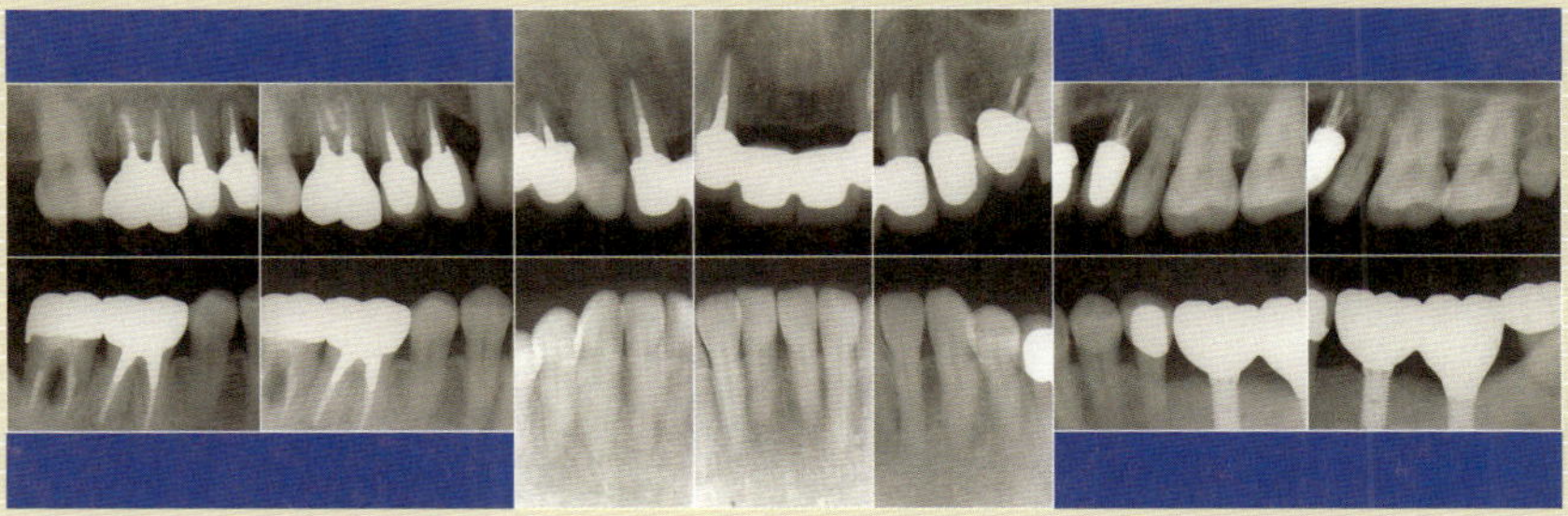

●４年以上が経過
（2017年9月13日）

治療が終了してから４年以上が経過しましたが、新たな虫歯や歯周病の発生はありません。結果的に抜歯となったのは予後不良の１本の歯だけ。初診の際に重症と診断された４本の歯も、メインテナンスによって健康な状態を維持できています。

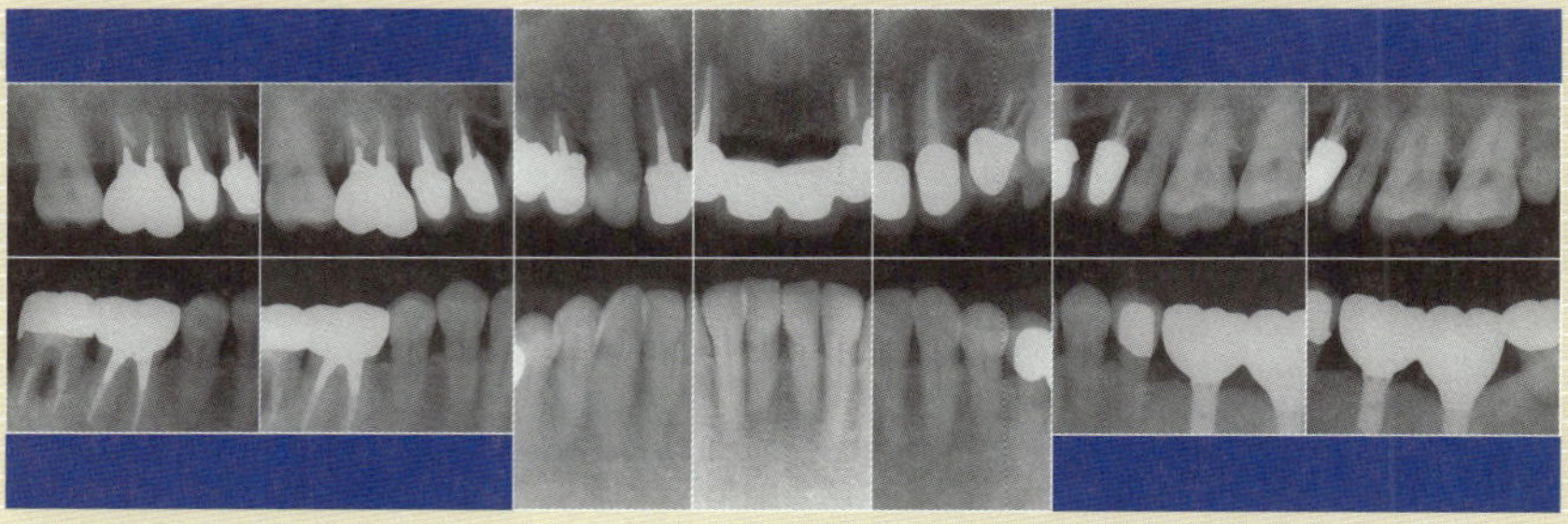

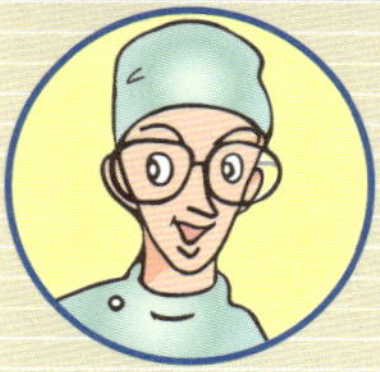

４年間で変化がほとんどないことが重要です。メインテナンスをしっかり行えば、このように歯の状態を維持できるのです！

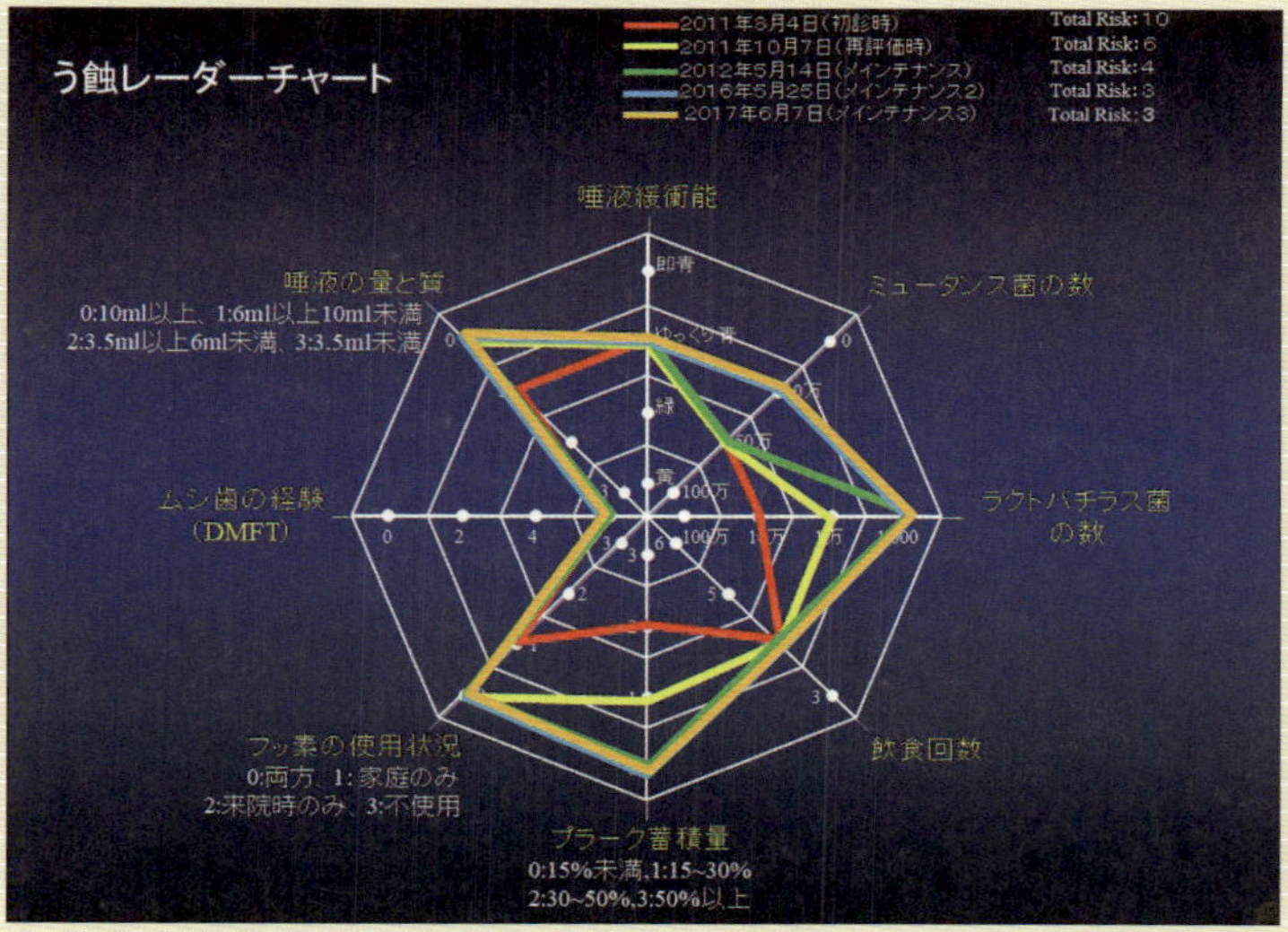

＊ミュータンス菌・ラクトバチラス菌……虫歯の原因となる細菌。
＊唾液緩衝能……食事によって酸性に傾いた口の中を中性に戻すことで、歯の再石灰化を促すはたらき。
＊唾液の量と質……唾液は量が多いほど良い。またサラサラの唾液の方が、ネバネバの唾液より自浄作用が高いために良いとされている。

患者Aさんの、う蝕（虫歯）と歯周病のリスクを調べて、その結果をレーダーチャートにまとめたものです。内側にマークされるほど、虫歯と歯周病のリスクが高くなります。

メインテナンスによって、年を追うごとにリスクが軽減していることがわかります。

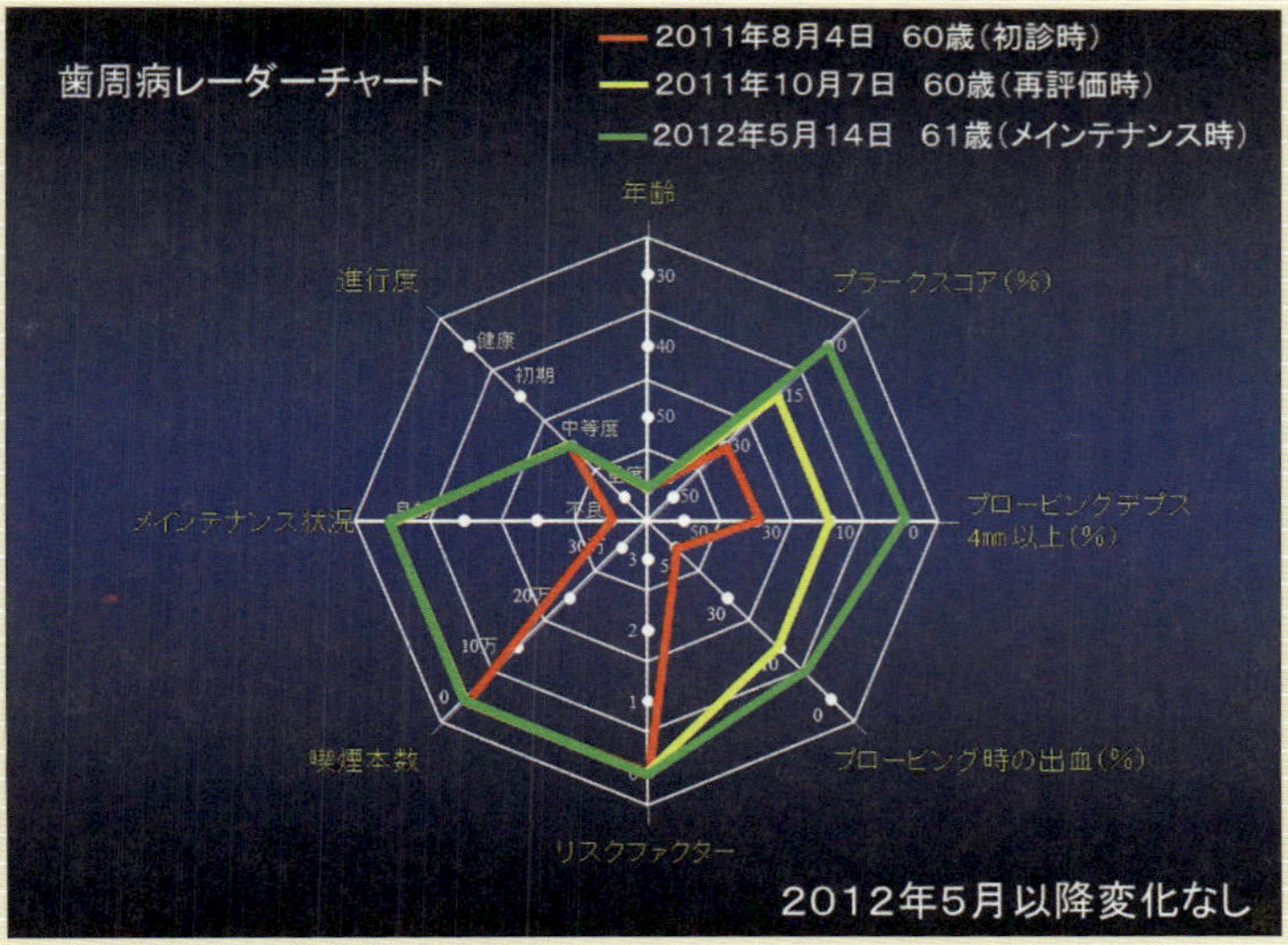

＊プラークスコア……プラークがどのくらい落とせているかを示す数値。
＊プロービング……歯周ポケットの深さを測定すること。
＊プロービングデプス（PD）……歯周ポケットの深さ。

歯は「抜かずに治す」！〈ある患者・Aさんの治療例〉

Aさんの歯周組織の変化をグラフにしたものです。メインテナンスを続けることで歯周ポケットが浅くなり、歯肉からの出血が減って、プラークも少なくなっていることがわかります。この状態を維持することが大切です。

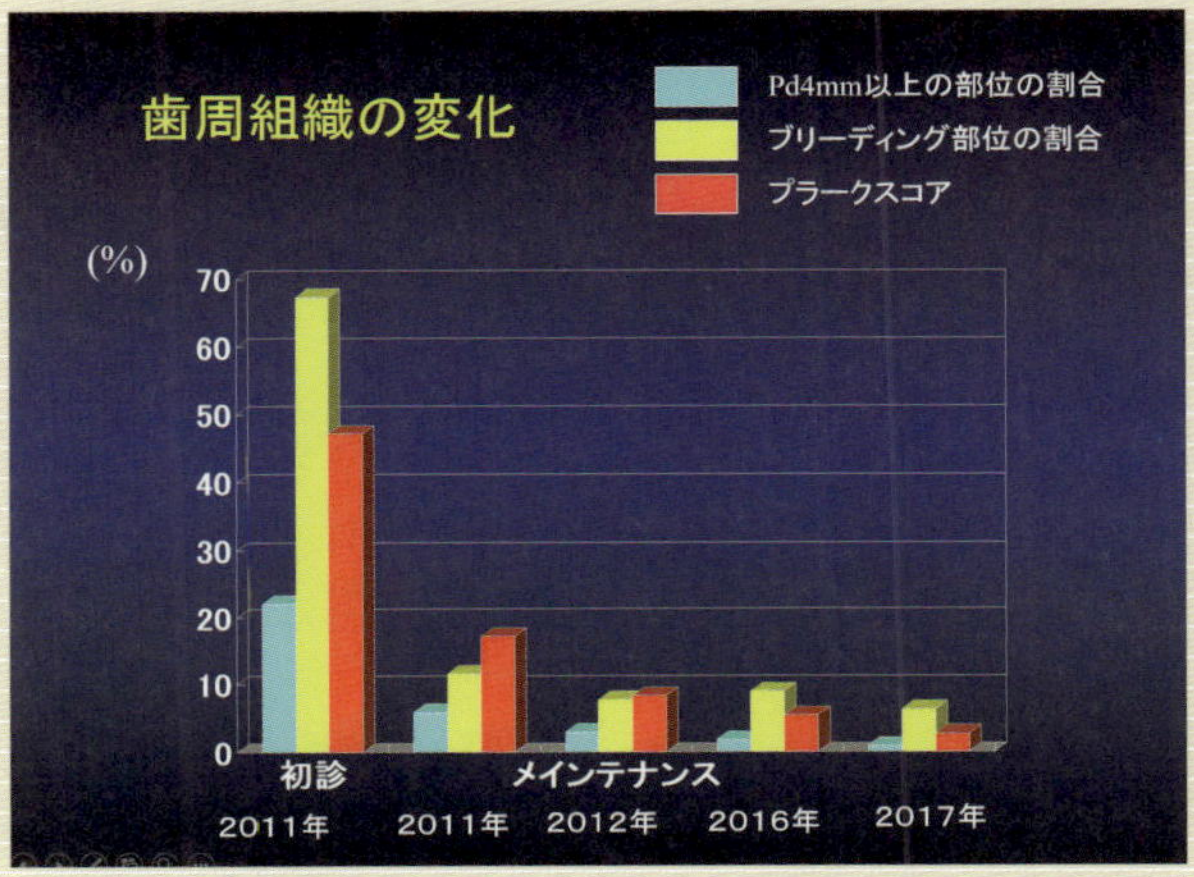

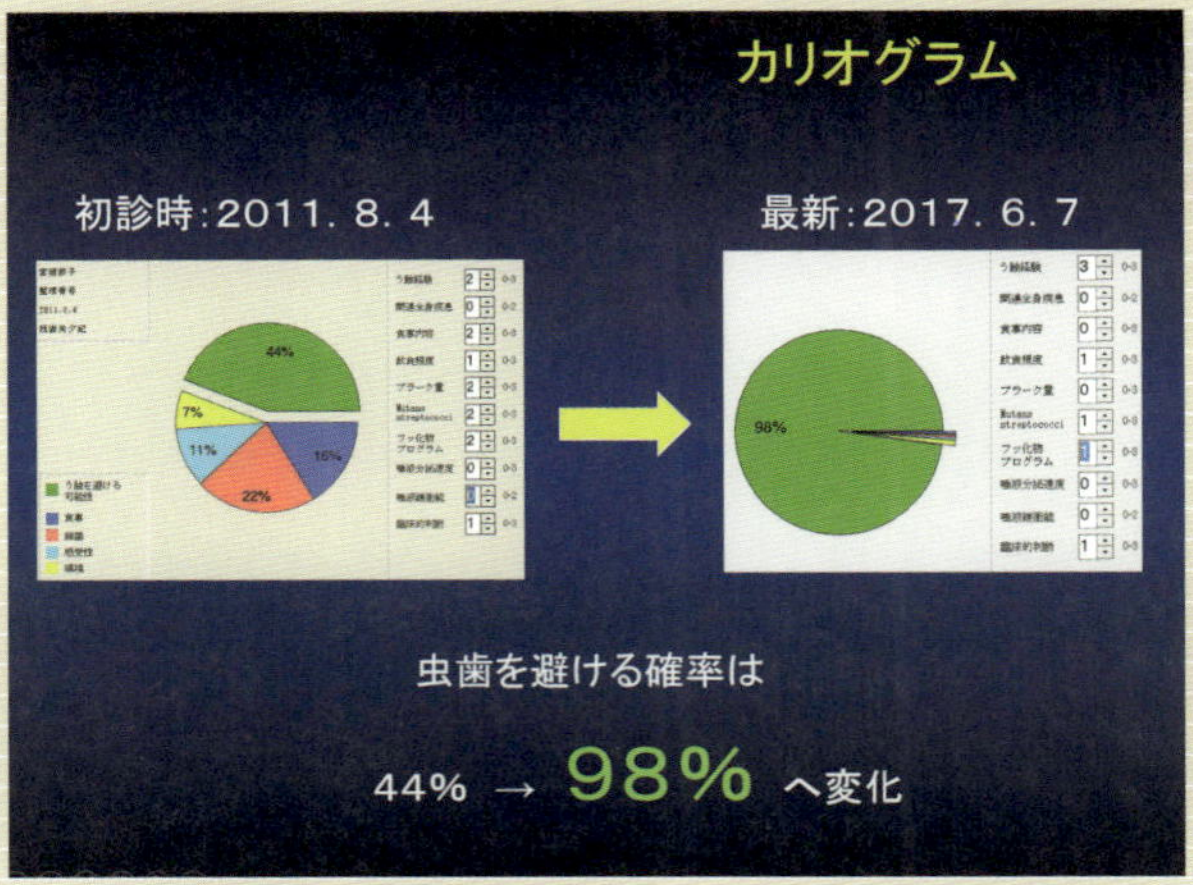

う蝕リスク診断プログラム「カリオグラム」で診断したAさんのデータです。虫歯を避ける確率が、44%から98%へと大幅に変化していることがわかります。

歯周病のリスク評価を行う「ＯＨＩＳ」で作成したAさんのデータです。ここでも、治療とメインテナンスによって病状が改善し、歯周病のリスクが下がっていることがわかります。

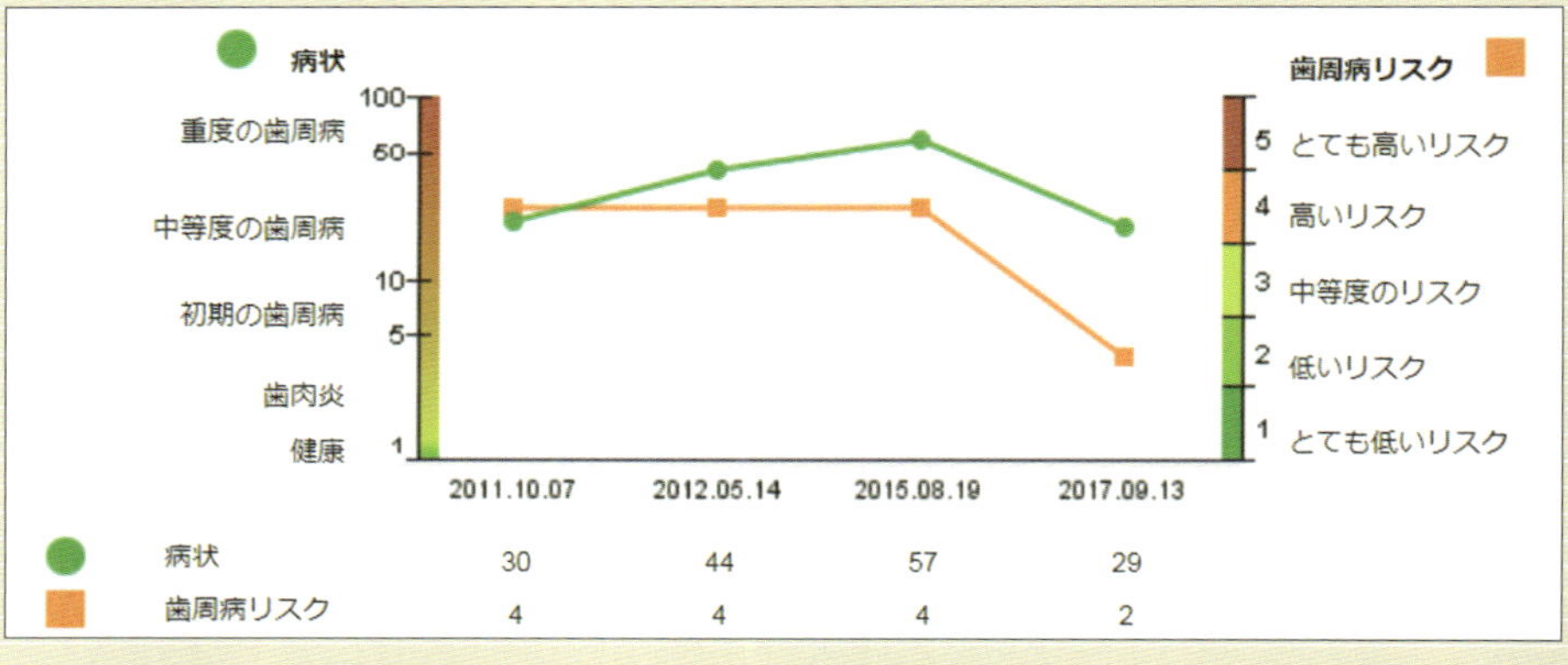

もくじ

イラスト　相澤るつ子
装丁・本文デザイン　ＤＯＭＤＯＭ

第1章

予防で守ろう、自分の歯！

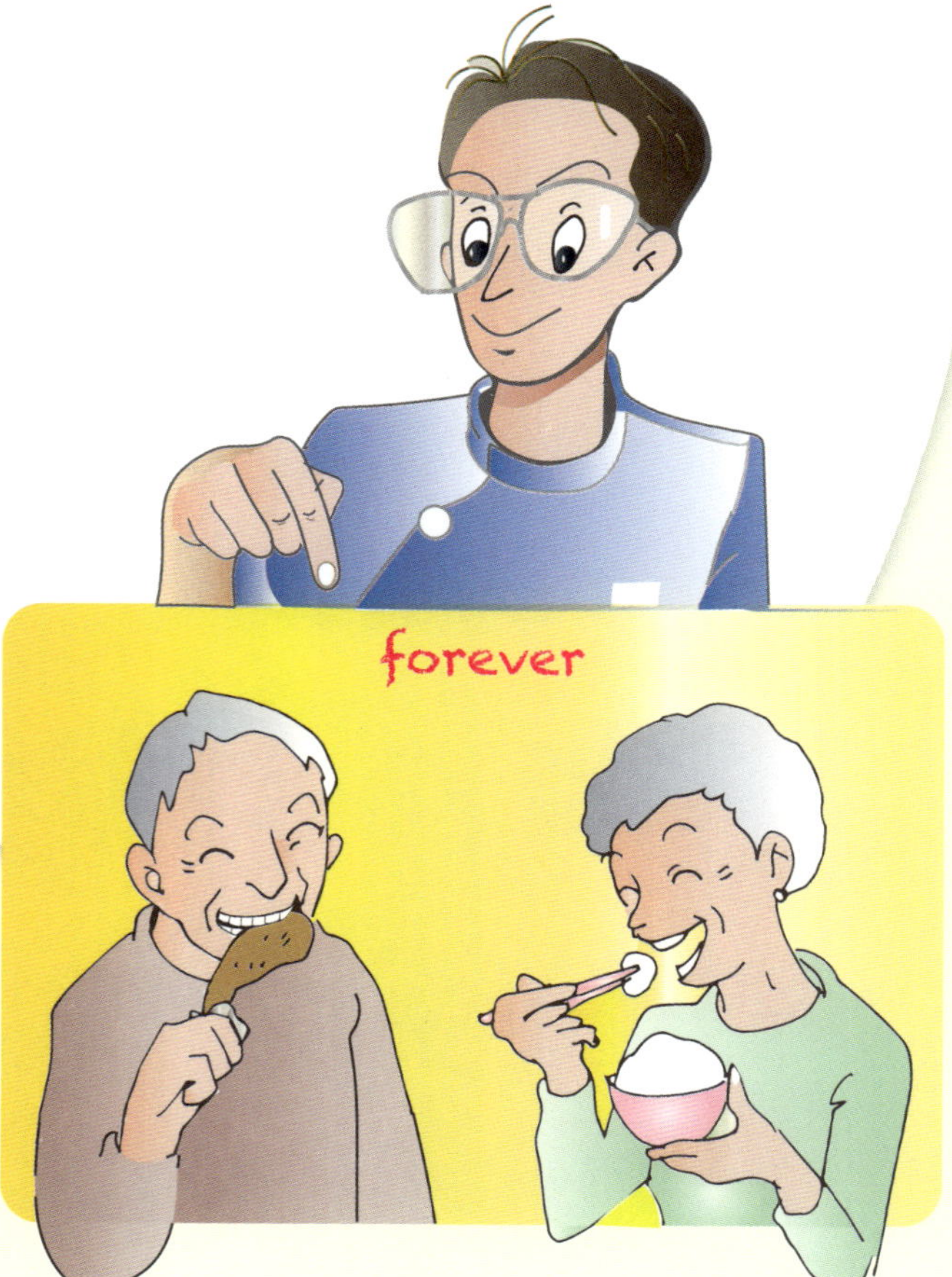

自分の歯を一生、残すには？

自分の歯で噛《か》むことの重要性

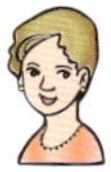

50歳の主婦です。最近は、自分の歯を残すことの大切さが盛んに言われてますよね。自分の歯を一生残すためには、具体的にどうしたらいいのか、教えていただきたいのですが。

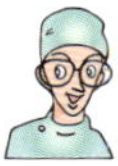

なるほど。それにはまず、歯についての基本的な認識を深めていただきたいのです。最初に歯の基本知識と、健康な歯で噛むことの重要性についてお話ししましょう。

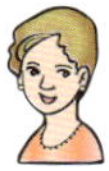

あの、できたらなるべく簡単にお願いします……。

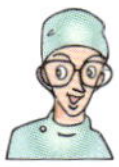

はい、わかりました（笑）。ではまず、自分の歯で噛むことが、身体に対してどんな働きをするか、ご存じですか。たとえば、歯で噛むことで脳の働きを良くすることができるんですよ。顎《あご》の関節の周りには、たくさんの血管があるので、よく噛むことで脳への血液量が増えるのです。

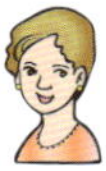

あら、そうなんですか？　私、小さい頃から、あまりよく噛んでなかったわ。

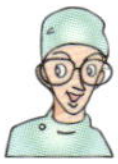

まだあります。食べ物をよく噛むことで、歯と顎の働きが保たれます。と同時に、歯や粘膜の表面についた細菌をこすり落としたり、口を動かす筋肉などの老化もおさえます。

また、歯は口の中の安全センサーの役割もしています。食べ物に異物が入っていると、健康な歯は危険を感じて、それ以上噛むのをやめるのです。

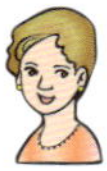

ええ、ご飯に石なんかが入ってると、ガリッとか、ゴリッとかして、すぐわかりますね。

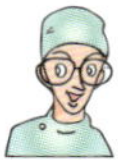

でも、インプラントや入れ歯などでは、この機能がなくなってしまうのです。

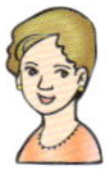

神経が通っていないからですね。

よく噛めば肥満の防止にも！

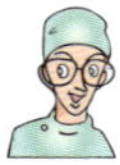

それ以外にも、よく噛むことで肥満の防止ができます。早食いの人は、脳で満腹を感じる前に、どんどん食べてしまいますが、ゆっくり噛めば食べ過ぎを防ぐことができるのです。

それから、胃の消化も助けます。よく噛むことで、唾液と食べ物が混ざり、胃での消化を助けてくれるのです。

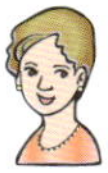

そういえば私、胃も弱いんですよ。

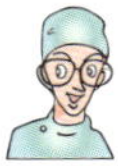

もちろん、すべての原因が歯だとは断定できませんけどね。ほかにも、よく噛むほど唾液はたくさん出てきます。唾液には、抗菌作用のあるリゾチームや、発ガン物質の発生を抑制するペルオキシターゼ、カルシウムと結合して歯を強化するスタテリン、鉄と結合して細菌の発育を抑制するラクトフェリン、味を良く感じさせるガスチンなどが含まれています。

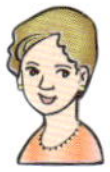

あら、味を良く感じさせるものもあるんですか？　うちの夫、私の料理をまずいって言うんですけど、きっと噛み方が足りないのね。

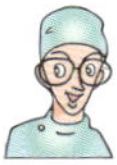

まあ、それだけが原因とも……（苦笑）。で、ですね、唾液には皮膚や胃腸、血管を若々しくするホルモンや、脳の老化を防ぐホルモンも入っているんですよ。

また、歯を治療することで、偏頭痛や肩凝り、手足のしびれ、めまい、腰痛、耳鳴り、眼の不快感などが改善した例もあります。

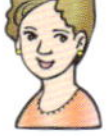

んまぁ、歯って大事なんですねぇ。

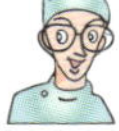

はい。ですから、自分の歯をしっかりと守ることが大事なんです。そして、そのためには規則正しい食生活や、寝る前や朝のブラッシング、デンタルフロスでの口腔清掃が大切になってきます。

そのほか、虫歯予防に効果的な、フッ素配合の洗口液を使うのもいいですね。毎日使うことで虫歯の発生や進行を予防してくれます。

どこをみがけばいいの？

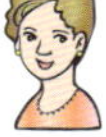

でも先生、歯のみがき方が間違っていたら、何にもならないですよね。いったい、どこに気をつけてみがけばいいんですか。

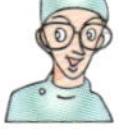

それは、とっても簡単なんです。要するに、みがきにくい所を、しっかりみがくこと。つまり、ふだん目につかない所を毎日しっかりきれいにすれば、今ついている詰めもの、かぶせものが長持ちするだけでなく、自分の歯を守ることができます。

ちなみに、歯をみがく場所のポイントは、次の３つです。

●歯をみがく場所のポイント

①歯と歯肉の境目
②歯と歯の間
③歯のみぞ

①は歯周病の予防に、③は虫歯の予防に、そして②は両方の予防に重要な場所です。

どうやってみがけばいいの？

それから、歯のみがき方も大事なんですよね。

そうですね。しっかりみがくことが大事だといっても、力を入れてゴシゴシこするのは、よくありません。やりすぎると、歯ぐきに傷をつけてしまいますしね。

歯みがきで大切なのは、次の3つのポイントです。

●歯みがきで大切な3つのポイント

①毛先を歯にあててみがくこと

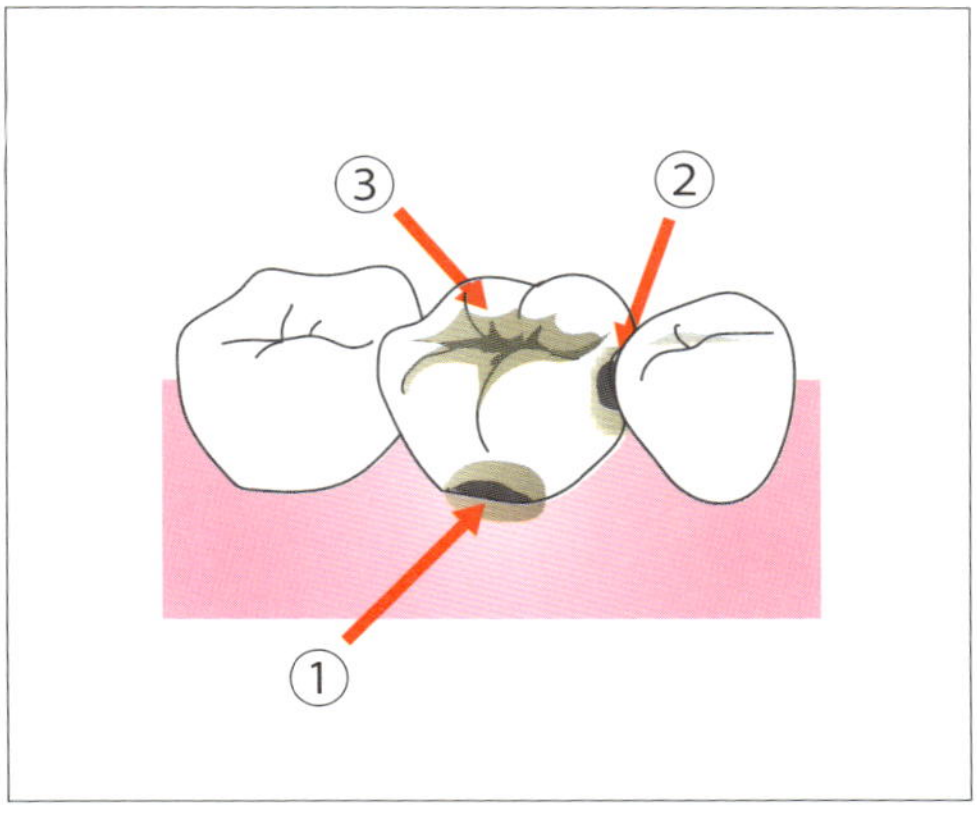

歯をみがく場所のポイント

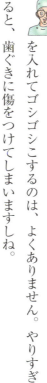

② 軽い力でみがくこと（200グラムくらいの力で）

③ 小きざみな動きでみがくこと

①は、歯の面に毛先をあてて、毛先の弾力で歯垢《しこう》をこするというイメージです。だから、毛先が開いていたり、弾力のなくなった古い歯ブラシでは、うまく汚れを落とせません。

②は、力を入れすぎると歯や歯肉を傷つけてしまうし、かといって力を入れなさすぎると歯と歯の間に毛先が入り込みません。歯と歯の間にしっかり歯ブラシの毛先を入れて、歯肉が軽く圧迫されて、少し白くなった状態で振動させるようにみがいていきましょう。

③については、大きく動かすと、歯の細かいみぞや歯と歯の間から毛先が逃げてしまうので、みがいている感覚としては1ミリ前後で振動させるようにしましょう。1ミリくらいのつもりでも、5～10ミリくらいは動いているものです。

ほかにも、歯を効率よくきれいにみがくには、歯周病や虫歯になりやすい、歯と歯の間やクラウン（金属冠）の境目、親知らずなどの、リスク部位からみがきはじめるといいですね。

なぜなら、歯みがきをしていると、だんだん疲れてきて適当になりやすく、そのために本当にみがいておきたい場所が、しっかりみがけていない、なんてことになりやすいからです。

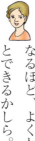

なるほど、よくわかりました。でも、歯みがきがこんなに大変だなんてねえ。私にちゃんとできるかしら。

＜歯ブラシの使い方＞

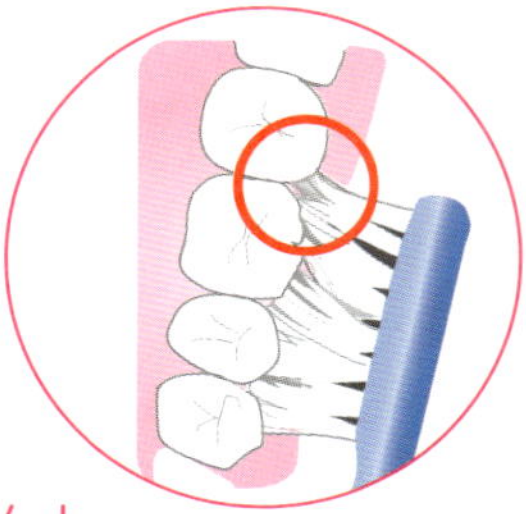

＊ 200g くらいの軽い力でみがきましょう。

＊ 1か所につき 15 ～ 20 回はこすりましょう。

歯ブラシの毛先がしっかりあたっていないと歯垢は落とせません！

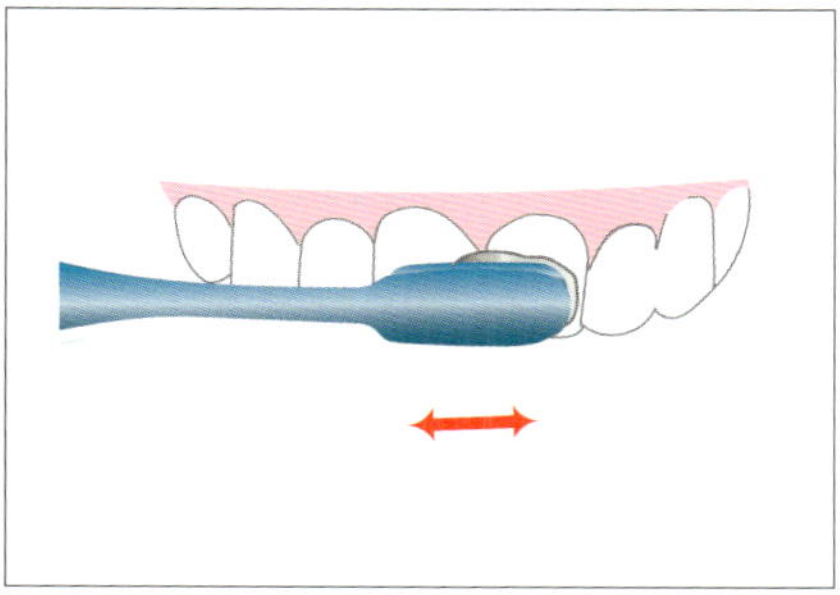

① 1㎜前後の幅で小きざみにブラシを動かす。

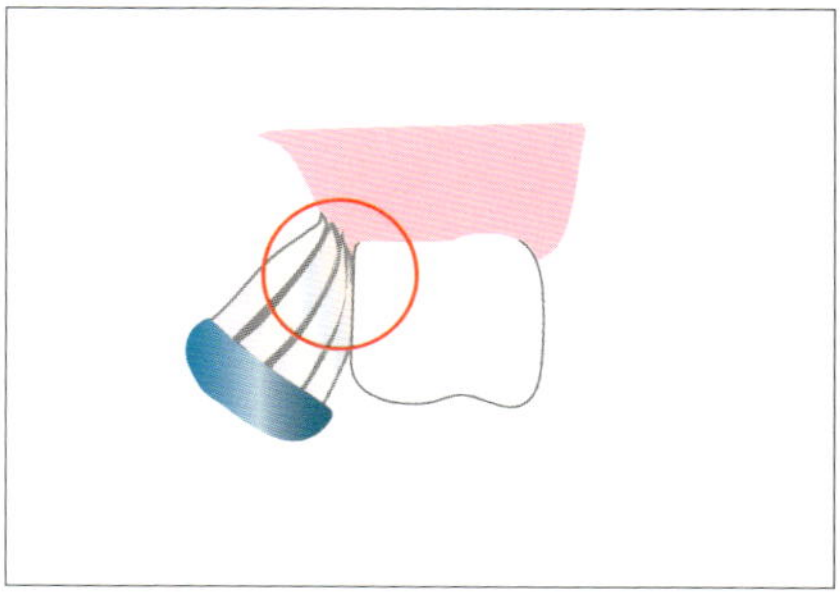

②歯肉のきわに毛先が軽く触れるようブラシをあてる。

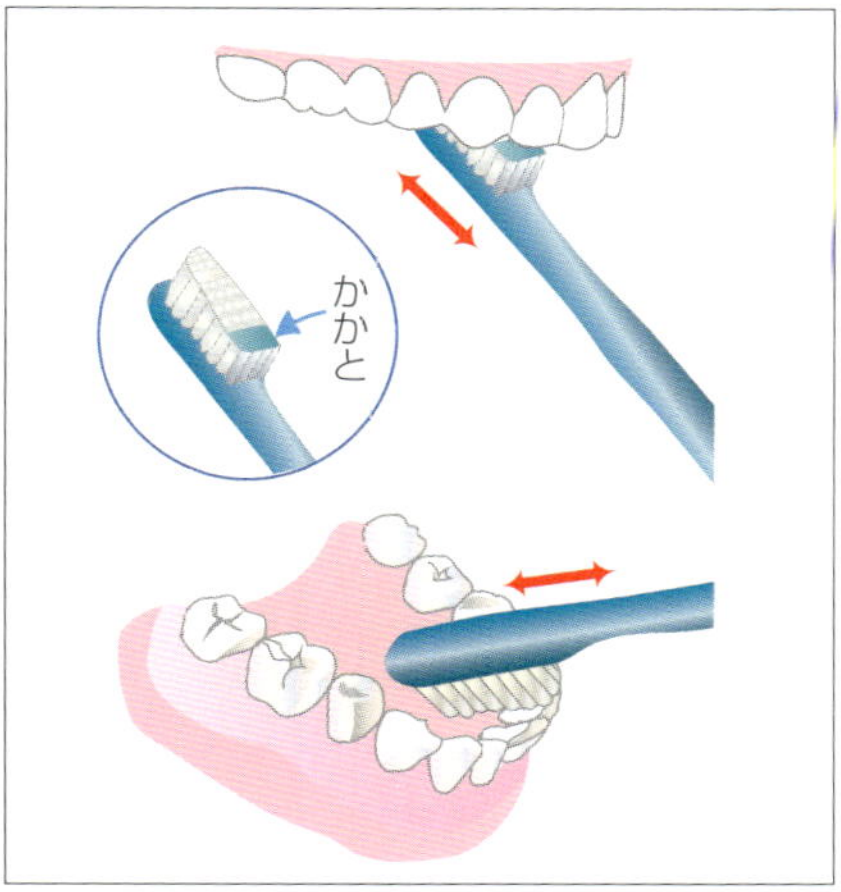

③歯の裏側は歯ブラシのかかとを使って縦みがきする。

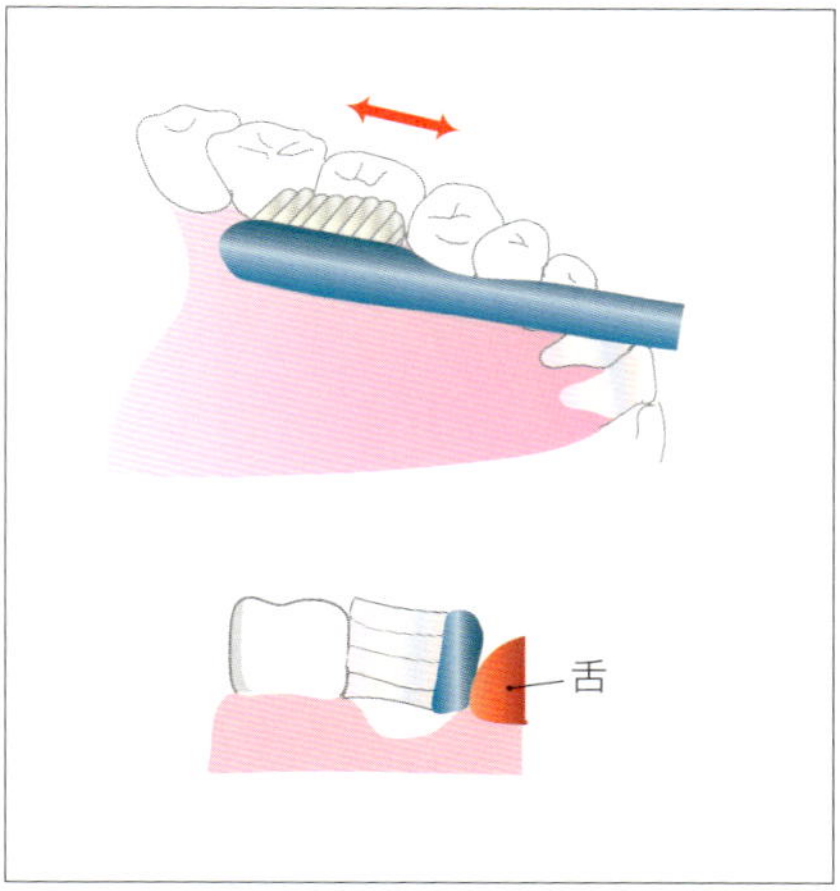

④奥歯はブラシを少し斜めにして前後に細かく動かす。舌は歯ブラシのヘッドでしっかりどかす。

●電動歯ブラシ

便利な電動歯ブラシも、きちんと使用しないと無意味なものに！
歯ブラシの毛先が、しっかり歯肉にあたっているのを鏡で確認しながら使いましょう。

歯ブラシが届きにくい歯と歯の間などは
歯間ブラシやワンタフトブラシできれいにしましょう！

＜歯間ブラシの使い方＞

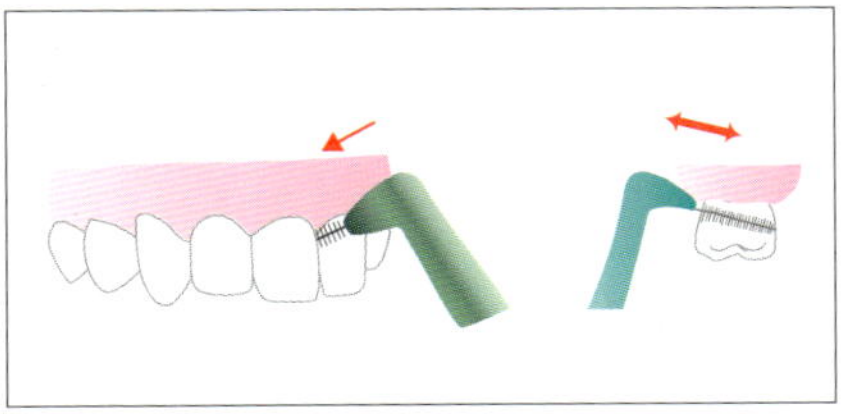

上顎へは斜め上から挿入。

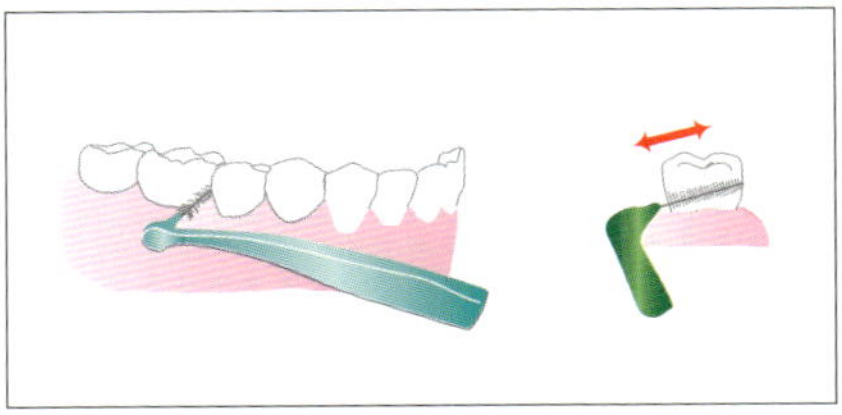

下顎へは斜め下から挿入。

歯肉を傷つけにくくスムーズに挿入できます。

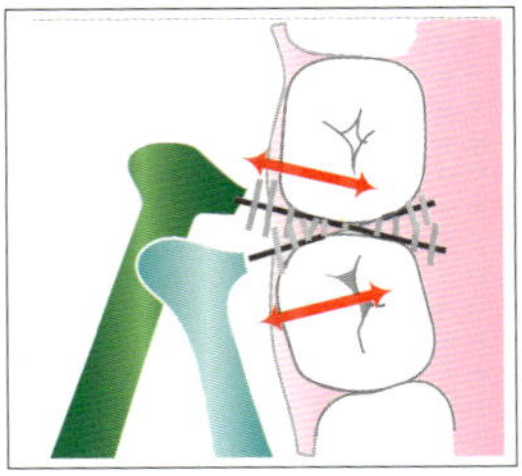

＊角度をつけて×印を描くように左右の歯に沿わせましょう。
＊自分に合ったサイズを選びましょう。
＊こする回数はどこでも10往復はさせましょう。

＜ワンタフトブラシの使い方＞

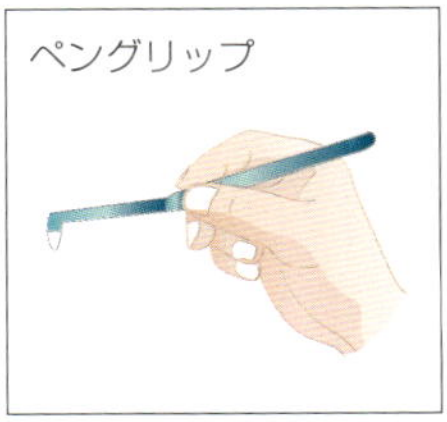

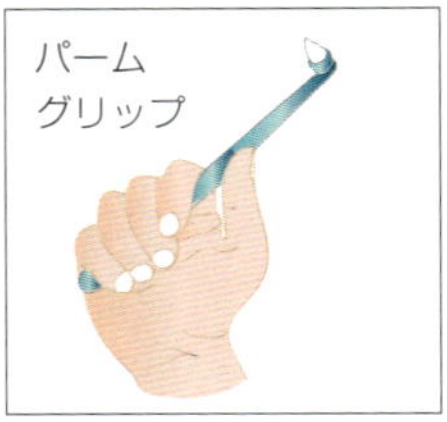

基本の持ち方はペングリップ（えんぴつ持ち）。上の歯の裏は、みがきやすいパームグリップ（グーで握る）で。

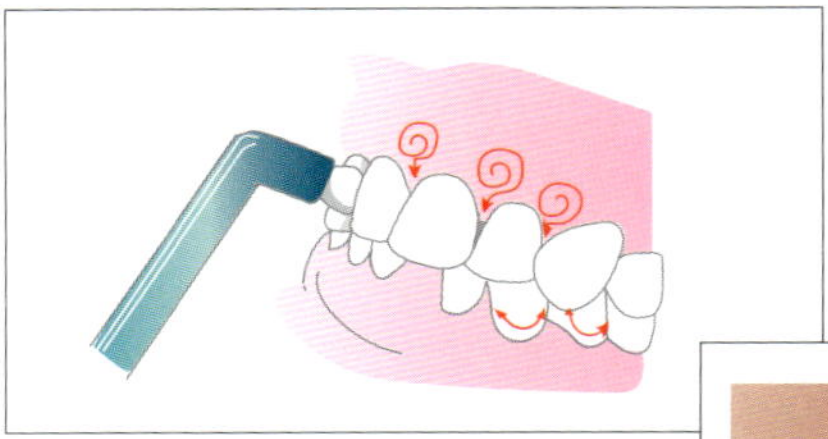

①歯と歯の間に毛先を軽く入れ、小さく円を描くようにクルクル動かす。
②歯肉のきわは境目に沿って小きざみに動かす。

ゴシゴシこすらず優しい力で行うのがポイント！

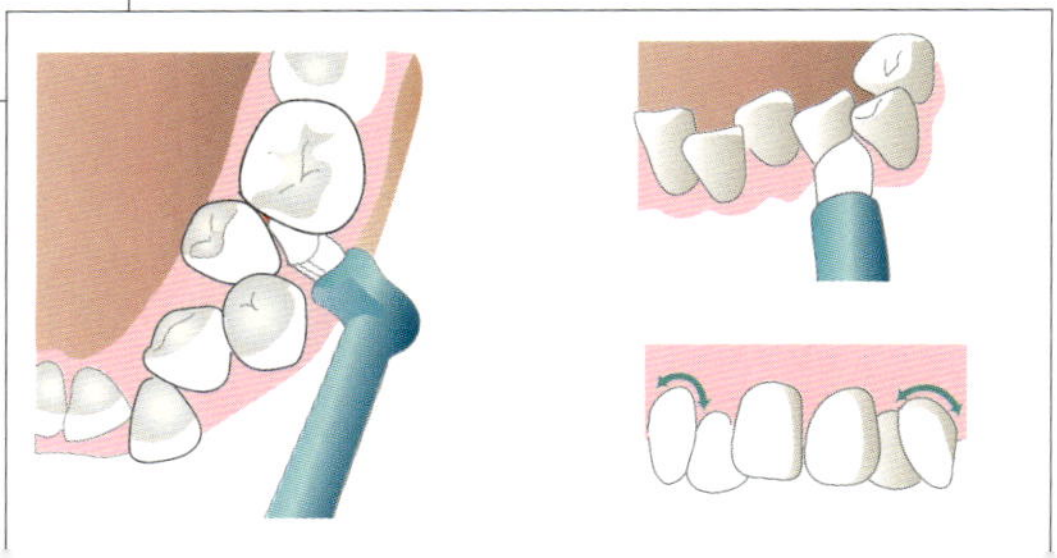

歯並びが入り組んでいる場所にも、とっても有効！

みなさん、そうおっしゃいますが、歯を保つためには、これが必要なんです。ぜひ、がんばってください。

歯は治療した所から悪くなる？

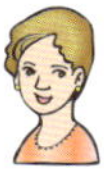

でもね先生、歯医者さんで詰めものをしたり、かぶせたりすると、なんだかそこからまた歯が悪くなっていくような気がするんですけど……。

そのとおりです。ですから先ほど説明した点に加えて、金属やプラスチックの詰めもの・かぶせものをした所や、歯との境目にも注意して、ブラッシングしてほしいんです。

ほとんどの場合、詰めたものと歯との境目には段差ができて、汚れがつきやすい状態になっています。舌で触って大きな段差を感じることもありますが、舌でなめてわからなくても、このような段差はあるものなんです。

私たち歯医者が削った部分や、プラスチックを詰めた所の境目、金属のクラウンをかぶせた場合の歯との境目は、削る前とくらべると、数倍から数十倍は虫歯になりやすいことを知っておいてください。

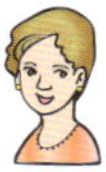

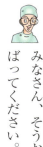

やっぱりそうだったんですね、そんな気がしてたんですよ。

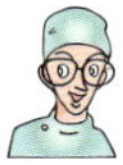

詰めものはセメントを介して歯に装着されているので、金属のかぶせものなどの精度が良ければ、この段差は小さくなります。かぶせものと歯とのすき間も小さいので、虫歯にもなりづらいのですが、セメントの厚みは薄くなります。

セメントは、時がたつにつれて劣化していきます。私たちは1日に何回も噛むという動作を行うので、5年、10年と経過するうちに、セメントがひび割れ、砕けていくのです。

すると、毛細管現象によって、ひび割れたすき間に唾液が侵入してきます。唾液の中には、億という単位で細菌が存在しています。そのために、詰めものの下にある自分の歯が虫歯になっていくのです。

これを、患者さんの言葉で表現すると、「歯医者がさわった所から、次々と悪くなっていく」ということになるのです。

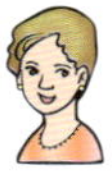

そうそう、いつもみんなで、そんな話をしてるんですよ。ただの気のせいじゃなかったんですね。

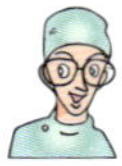

逆に、金属のかぶせものなどの精度が悪いと、かぶせものと歯とのすき間が広くなって、セメントの層が厚くなります。そのため唾液に触れる面積が広くなり、セメントが溶けやすくなるので、やはり、かぶせものや詰めものの下の自分の歯が虫歯になっていきます。

つまり、私たち歯医者がどんなに丁寧に処置を行ったとしても、削られる前、虫歯になる前の状態より、虫歯や歯周病になるリスクは高くなるということを知っておいてほしいのです。だからこそ予防が大切で、それが一番、時間とお金を節約できるのです。

最近は性能のいいセメントが開発されて、長持ちするように改善されてきてはいますが、基本的に大きな違いはないと考えてください。

やはり大切なのは、しっかりとブラッシングを行うこと、特に歯と歯肉の境目、歯と歯の間、歯の噛む面のみぞ、詰めもの・かぶせものと歯の境目を、しっかりブラッシングすることです。

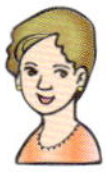
はぁ~。先生、そんなことをうかがっていたら、なんだか頭が痛くなってきそうです。

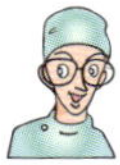
でもまあ、歯のために生きているわけじゃありませんから（笑）。気楽にね。さぼっちゃうのも仕方ないですから、できるだけ長く続けることを大事にしてください。

デンタルフロスで虫歯予防

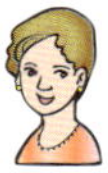
テレビのコマーシャルでは、歯間ブラシがいいとか、デンタルフロスがいいとか言ってますけど、本当はどれがいいんですか？

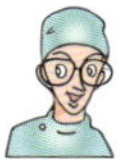

本当の意味で、歯医者通いをしなくてすむようにするには、デンタルフロスを使用する習慣も大切になります。ちょっと難しいので、注意して聞いてください。

まず、アメリカでの事情を少しお話ししましょう。アメリカでは、歯の治療には国民皆保険である健康保険などが使えないため、治療費が高額になります。そのため、アメリカの人たちは自ら虫歯の予防を熱心に行うようになりました。

また、民族の価値観などからも、多くの人が子どもの頃に歯列矯正を行い、見た目や清掃性を良くしています。ブラッシング以外に、デンタルフロスや洗口剤を用いて虫歯や歯周病を予防する習慣も、日本以上に進んでいます。

デンタルフロスは、歯と歯の間の部分、歯ブラシが届きにくい部分の汚れ、ブリッジなどが装着されていてみがきにくい部分の汚れを取る唯一の方法であり、効果は非常に高いのですが、使い方が難しいため、やる気はあっても途中でやめてしまう人が多いようです。

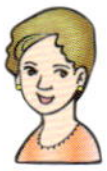

そうでしょう？　歯みがきだって面倒なのに……私だって、いろいろ忙しいんですよ。

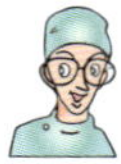

でも私も、子どもの頃は顔を洗わずに学校に行くこともありましたが、社会人になってからは、そんなことはなくなりましたよ。デンタルフロスも、習慣化できればラッキーと考えて、気軽に始めて長く続けるのが最も大切だと思います。

＜デンタルフロスの使い方＞

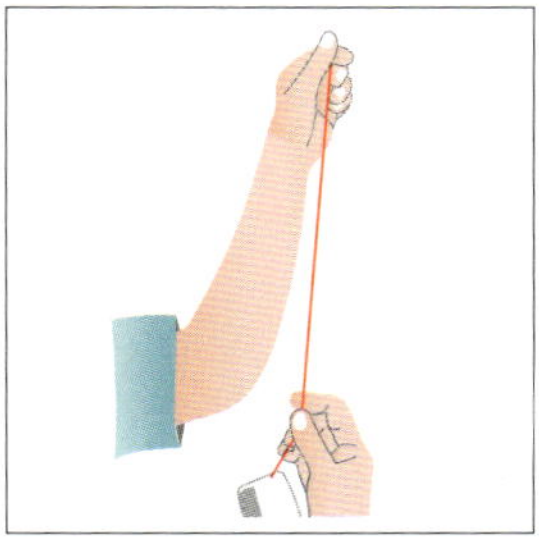

①ひじの長さ（40㎝くらい）でフロスをカットする。

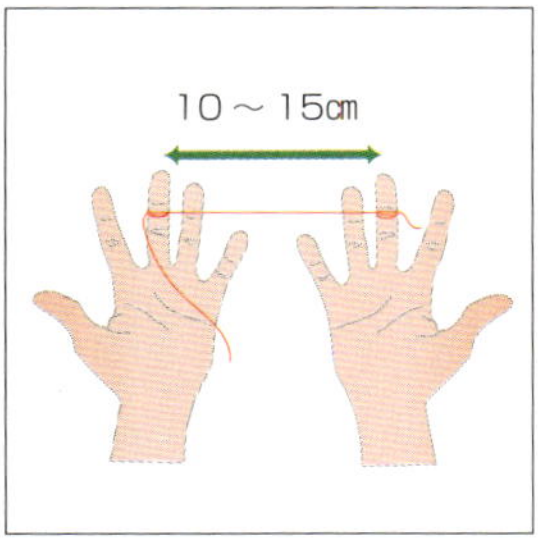

②両手の中指にフロスを２～３回巻き付ける。

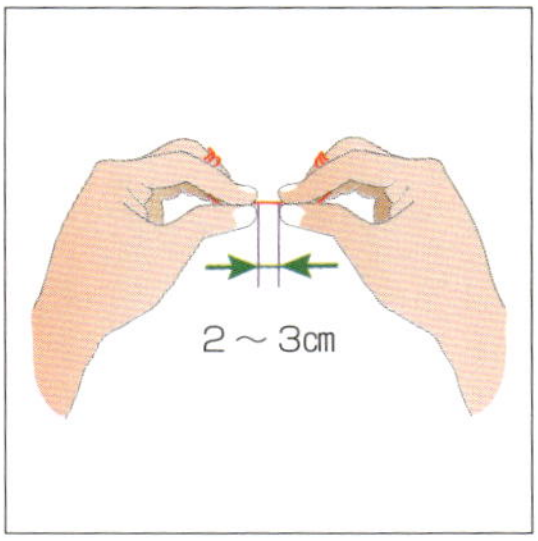

③親指と人差し指でフロスをつまんで操作する。

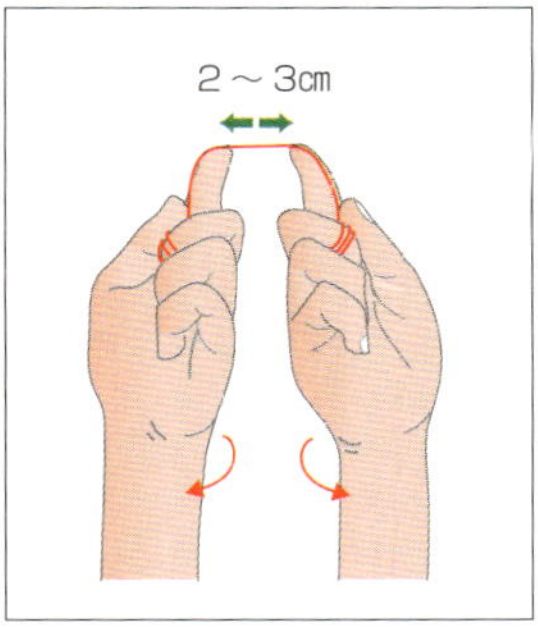

◀上の歯は手のひらを返し上向きにフロスを押さえる。

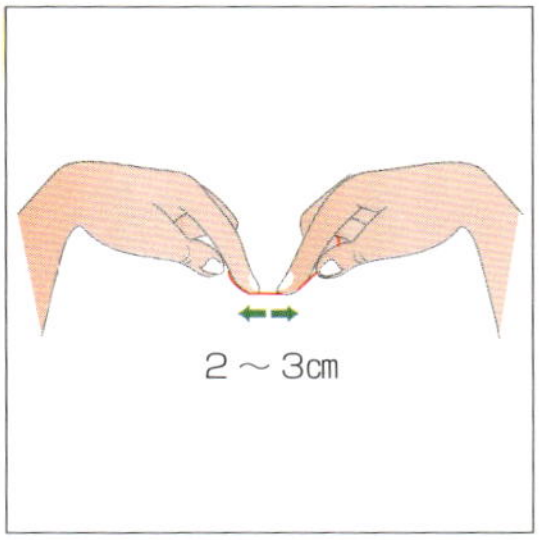

◀下の歯は上からフロスを押さえる。

手巻きが難しいときは
柄付きタイプが便利！

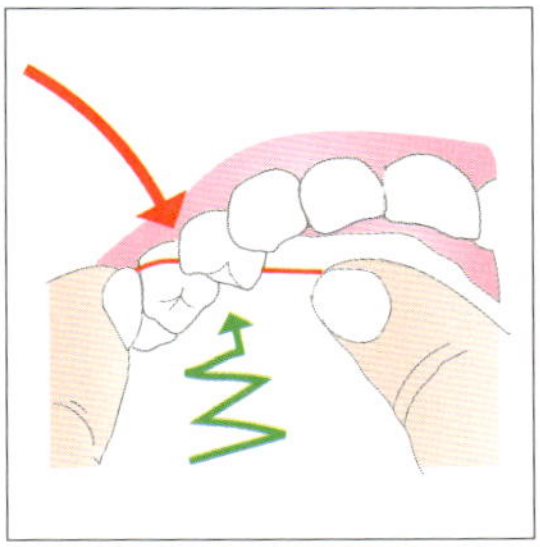

のこぎりを引くように、ゆっくり挿入する。
※一気に押し込むとバチッと入って歯肉が傷つきやすいので要注意！

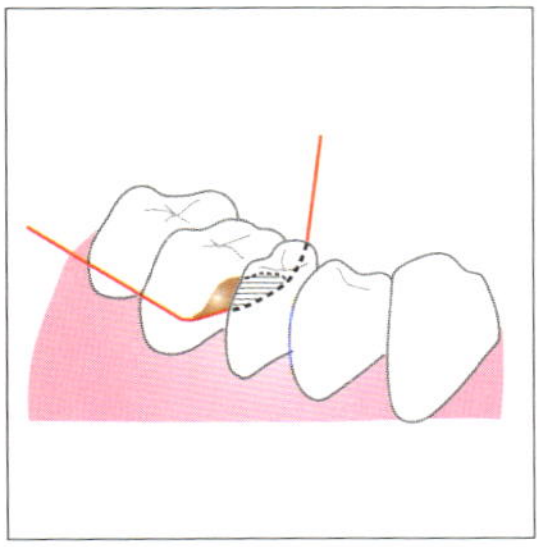

こするときは２～３㎝の間隔をキープしながら、フロスを歯にしっかり沿わせて圧をかける。

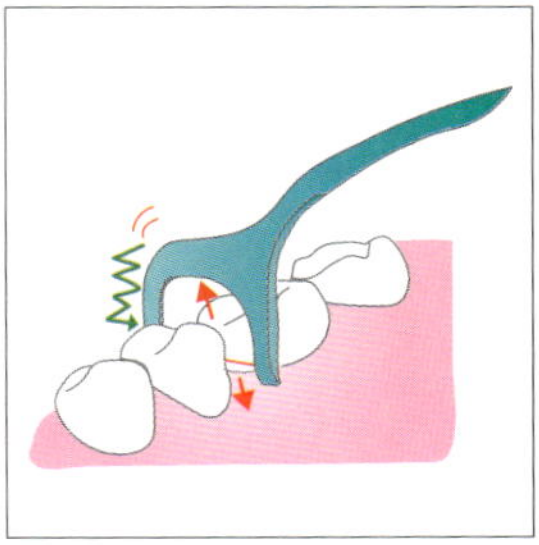

圧をかけながら、しっかり上下に動かして汚れをかきとる。抜くときも、のこぎりを引くように、ゆっくり動かしながら取り出す。

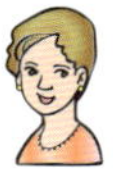

うーん、なるほど、わかりました。でも先生、デンタルフロスって、どうやって使えばいいんですか。

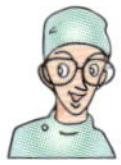

では、デンタルフロスの使い方をご説明しましょう。まず両手の中指にフロスを巻き付け、次に親指と人差し指でフロスをつまんでピンとはります。このとき、指の間は2～3センチはなしてください。それから、歯と歯の間を拭き掃除する要領でフロスを通していきます。左右の親指と人差し指で、上下の奥から手前まで、歯と歯の間にデンタルフロスを挿入して、歯の両側の壁を拭きあげる感じでみがいていきましょう。最初は、歯と歯の間に出し入れすることから始めてください。

初めからがんばりすぎず、無理をしないで長く続けるようにしましょう。とにかく、デンタルフロスに慣れることが大切です。口の中のこの部位はこうと説明しても、なかなかできるものではありません。毎日触って、慣れてもらうことが一番重要だと思います。

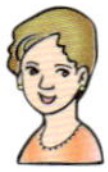

そうね。歯医者に通うことにくらべれば、時間とお金の節約になりそうだし、がんばってみます。

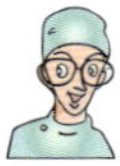

自分自身の歯を長持ちさせて守るため、がんばってくださいね。

フッ素で虫歯を予防する

フッ素と虫歯の関係

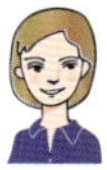

私は、小学2年生と5年生の子どもの母親です。フッ素による虫歯予防について、お話をお聞きしたいと思っています。子どもには、なるべく歯医者さんにかからなくていいような予防を、今からしてあげたいのです。

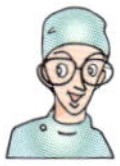

それではまず、フッ素についてご説明しましょう。フッ素は海水の中には約１・３ｐｐｍ（１ｐｐｍは100万分の１）、食品には緑茶、ウーロン茶、紅茶などに０・７ｐｐｍくらいの濃度で存在しています。また、海藻やジャガイモなどにも比較的多く含まれています。

１９３０年代に、イタリアのナポリやアメリカのテキサスで、斑状《はんじょう》歯《し》という風土病の原因として飲料水が調べられたことから、歯とフッ素の関係が知られるようになりました。

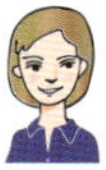

斑状歯って、どんな病気なんですか？

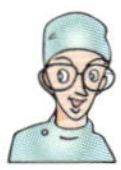

これは歯が弱くなる病気で、フッ素濃度が１・２ｐｐｍをこえた飲料水を長期間飲むと、発症することがわかっています。それとは逆に、フッ素濃度１ｐｐｍ以下であれば、虫歯の発生を大きく抑制することもわかったんです。

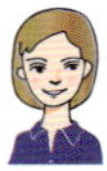

多ければ毒、適量なら薬ってことですね。

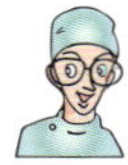

ええ。そのため北アメリカやオーストラリアでは、多くの自治体が水道水の中に低濃度のフッ素を添加しているんです。

フッ素洗口の効果は？

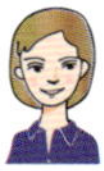

フッ素が配合された洗口液を使うときは、何に注意すればいいんでしょう。

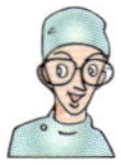

一番大切なのは適量を用いることです。多量に用いると吐き気、腹痛、下痢などの原因となるので、絶対に量を守ってください。

また薬は、子どもの手の届く所には置かないでください。万が一、口に入れてしまったら、まず吐かせてから牛乳を飲ませて、内科の病院に連れていってください。

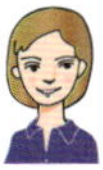
わかりました。適量を間違わなければ、虫歯予防になるわけですね。

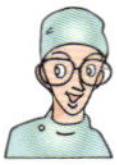
どんな薬でも、使い方を間違えれば、大きなリスクがあることを忘れないでください。

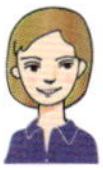
フッ素洗口液の効果的な使い方についても教えていただけますか?

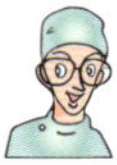
永久歯の生えてくる5歳前後から使いはじめて、中学校卒業まで続けるのが最も効果的です。フッ素は、生えはじめの歯の表面を酸に対して強くするからです。
それに対して、大人はすでに飲食物に入っているフッ素で歯の表面が強くなっているので、ブラッシングや食生活がより重要になります。
それから、フッ素洗口液を使う前には、よーく歯をみがくよう、子どもさんに注意してあげましょう。歯の表面が汚れていると、せっかくの効果が半減してしまいますから。そのあと洗口液を適量、口にふくんで、30秒から1分間、よくブクブクしてから吐きだして終わりです。

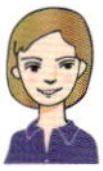
それだけでいいんですか?

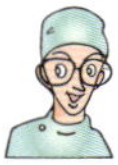
ええ。でも、ブクブクしてからゴクンと飲んでしまわないよう、お子さんに十分指導してあげてくださいね。

気になる口臭を減らすには？

虫歯だけではない口臭の原因

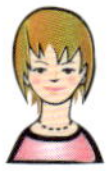

22歳の女性会社員です。自分の口臭が気になってしかたないのですが……。

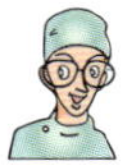

口臭治療に力を入れている大阪のほんだ歯科がまとめたアンケートでは、日本人の４人のうち３人は、口臭についての何らかの悩みを持っているそうです。まあ、中には気にしすぎ、ということもありますが……。

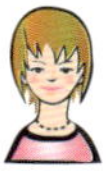

口臭をおさえるガムやアメを、いつも口に入れています。ちゃんとした治療方法があるなら教えていただけますか。デートのとき、彼と近づいて話がしたいんです。

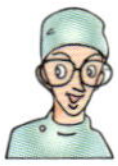

そうですね。たとえば、虫歯が口臭の原因になっていることも考えられます。それと、歯周病で、歯の周囲のプラークが原因になることもあります。あとは、口で呼吸をする習慣のある人も……。

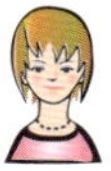

あっ、私、それかもしれない。口の中がいつも乾いてる感じがするし……。

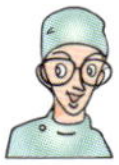

口で呼吸する人の口腔内は乾燥しやすくて、虫歯、歯周病、口臭が生じやすい環境になっているんです。

口臭を減らすための対処法

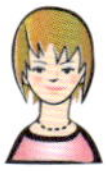

ど、どうしたらいいんですか？

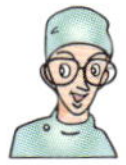

なるべくふだんから、鼻で呼吸をすることです。鼻呼吸を続けることで、だんだんと鼻だけで呼吸できるようになってきます。よく使うことで、鼻腔が広くなるんです。

また、口の中がいつも乾いているなら、唾液の分泌量を増加させることも有効です。それにはまず、よく噛《か》んで食事することです。

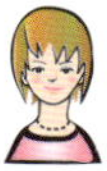

私、昼食はファストフードで済ませることが多いんですが、そういった食事の内容なんかも関係あるんでしょうか。

まあ、私も好きなんで気持ちはわかりますが、唾液の出やすい食べ物を食べなければ、口臭の解決にはなりません。たとえば、野菜、酢の物、梅干しなどを、よく食べるようにするといいですよ。

それと、血圧を下げる薬や、風邪薬などを飲むと、唾液の分泌量が少なくなるので、内科医と相談することも必要です。

しかし、まずはしっかりとブラッシングすることです。舌の清掃も、1日1回はしてください。

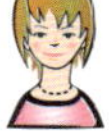

舌も洗った方がいいんですか?

ええ。今は専用の舌のブラシがありますから、それで寝る前に優しくブラッシングしてください。しかし、やりすぎると、かえって口臭が増えることがあります。

それから精神的なストレスによっても口臭は生じますし、睡眠不足などが影響することもあります。ですから規則正しい生活と、充分な睡眠をとることで、口臭を減らすことができるんです。

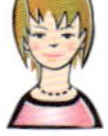

なるほど。デートの前は、よく寝ろってことですね（笑）。

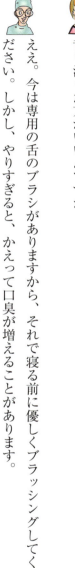

それと大きな口をあけて何かに集中したり、ときにはリラックスすることも大事です。そんなときは、口臭なんて気になりませんよ。

パソコンに向かって仕事をしているときなどは、強くではなくても、歯を食いしばっていることが多いんです。そうすると、すべてのにおいが鼻に抜けるために、すごく口臭を感じることがあります。

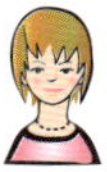

つまり、口からも空気を逃がせばいいってことですか？

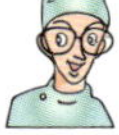

そうですね。口と鼻からバランスよく空気が抜ければ、口臭を感じなくなることもありますよ。

噛《か》み合わせが原因で頭痛・肩凝りに？

歯が原因でおこる頭痛・肩凝り

頭痛や肩凝りなど、いわゆる不定愁訴《ふていしゅうそ》と呼ばれるものの原因の1つに、噛み合わせが関連している場合があります。

もちろん原因は噛み合わせだけでなく、眼科の先生からいわせると視力低下にともなう眼精疲労が原因であったり、整形外科の先生などは脊椎《せきつい》のゆがみや筋力の衰えからきているなどというように、さまざまな要因が複雑に関係していることが多いようです。

口の中の原因としてわかりやすいものがいくつかあるので、ここに示しておきましょう。

まずは親知らずです。親知らずが生えてきて、対向する歯と異常にぶつかるようになると、顎《あご》はそのぶつかりを避けるために反対側に逃げます。するとバランスが崩れて、頭や顎を支える筋肉が凝るのです。

また、上顎《じょうがく》は頭と一体なので動きませんが、下顎《かがく》は上下や前後左右に動き、それによって私たちは、しゃべったり物を食べたりしています。

上顎に対する下顎の位置を顎位《がくい》といいますが、歯並びが悪かったり、歯医者の入れたかぶせものが高すぎたり、入れ歯の噛み合わせの位置が大きくずれていたりすると、この顎位がずれます。するると、親知らずのときと同様にバランスが崩れるのです。

これらの原因は、患者さんが自分自身で取り除くことはできないので、慢性的な肩凝りや頭痛、ひどい生理痛などの症状が出ることがあります。

治るのではなく症状が「やわらぐ」

このようなことからも、歯科の治療は基本的に1本ずつ行うのがいいことがわかるでしょう。1本ずつなら、ズレが少なくてすみます。

それを、まとめて3～4本を一度に処置すると、ズレが大きいために、歯医者に行ったあとから何となく調子が悪くなったりすることがあるのです。

すでに多くの歯を歯科治療でかぶせてある場合や、問題のある義歯をつけている場合などには、それらをやり直すことで不定愁訴の症状がやわらぐことがあります。

ここで大切なのは、あくまで「やわらぐ」のだということです。治るわけではなく、症状が緩《かん》和《わ》されるのだということを覚えておいてください。

では、どうして治らないのでしょうか？

それはズレた顎位ですごした間、あなたの身体は、そこで何とか慣れようとがんばっていたからです。そのため、あなたの顎関節は形が変わり、頭や顎を支える筋肉の筋力も、左右や前後でのバランスが変わってしまっているのです。

口の中の問題を、不定愁訴が出る前の状態に完璧に戻せて（実際には、そんなことは不可能なのですが）歯が元通りになったとしても、それ以外の所が変わってしまっているので、すべてが元には戻らないのです。

だから、「治すことはできないが、症状を緩和することはできる」といったのです。それを、すべては歯が原因で、歯を治せば頭痛や肩凝りなどは全部治るなどという、まるでインチキ宗教が魔法の壺を売るような表現には気をつけてほしいと思います。

過大な期待も、しすぎてはいけないのです。なぜなら、私たちの身体は常に成長や衰えなどで変化しているからです。

義歯・インプラントと噛み合わせの問題

頭に対して歯の噛み合う位置は、立っているときと座っているとき、また寝ているときでは、少しずつ違っています。

先ほどいったように、歯がすり減ってきた結果や親知らず、そして人工的なかぶせものなどの影響で、噛み合わせの位置が長期間にわたってずれている場合には、それが筋肉などの凝りを通りこして姿勢に影響を与えることがあります。

また頸椎《けいつい》などがずれることで、その中の神経が圧迫され、そこからいろいろな症状が出ることもあります。

義歯の場合は、噛み合わせたときに沈み込むので、噛み合わせのずれは大きくなります。しかし、ずれが大きい分、顎も自由に動きやすいので、症状は出やすくても症状自体は強くなりにくいのです。

これがインプラントだと、自然の歯と違って動かないので、このような人工物による噛み合わせには、より厳密な調整が必要になります。少しのずれや高さの違いでも症状が強く出やすく、調整は難しいものになり、時間がかかります。

人の噛み合わせは少しずつですが必ず変化していきます。だからこそ、この変化がゆっくり進むように治療し、調整していくことが大切です。変化しなかったり、逆に変化が大きかったりすると、いろいろな症状が出やすくなります。

また、義歯やインプラントを使っている患者さんには、定期検診が必要です。つまり、一生、歯医者さんに通い続けなければならないのです。それなら、まずは予防に力を入れる方がよいのではないでしょうか?

このような状態になるのを防ぐには、歯の問題だけに注目するのではなく、正しい姿勢を心がけ、首や肩の周囲の筋力が衰えないよう運動を行うことなどに気をつけていただくとよいでしょう(若いときは筋力があるので問題がおきにくいものです)。

歯がすべてなくなれば、こうした不定愁訴の問題も、あまりなくなるようです。中途半端に(という言い方が正しいかどうかはわかりませんが)歯がないと、症状が強く出やすいのです。肩凝りや腰痛、頭痛などの症状は、歯がしっかりと骨に支えられている状態の人に多いようです。

噛み合わせが悪いことで歯がグラグラと動きだし、歯周病の進行が早い患者さんもいます。噛み合わせが悪いとブラッシングしにくかったり、特定の歯に強い力がかかりやすく、その力と汚れによる歯周炎によって歯を支える骨が壊れていくのです。

最近の研究からは、力だけでは歯を支える骨は壊れないことが証明されています。

しかし、ほとんどの患者さんは、みがき残しなどによる歯肉炎や歯周炎を少なからず持っているものです。そういった場合には、噛み合わせが悪いと、不定愁訴は出ない代わりに歯周病が急速に進行することもあります。

Dr.イワタのシンデレラ

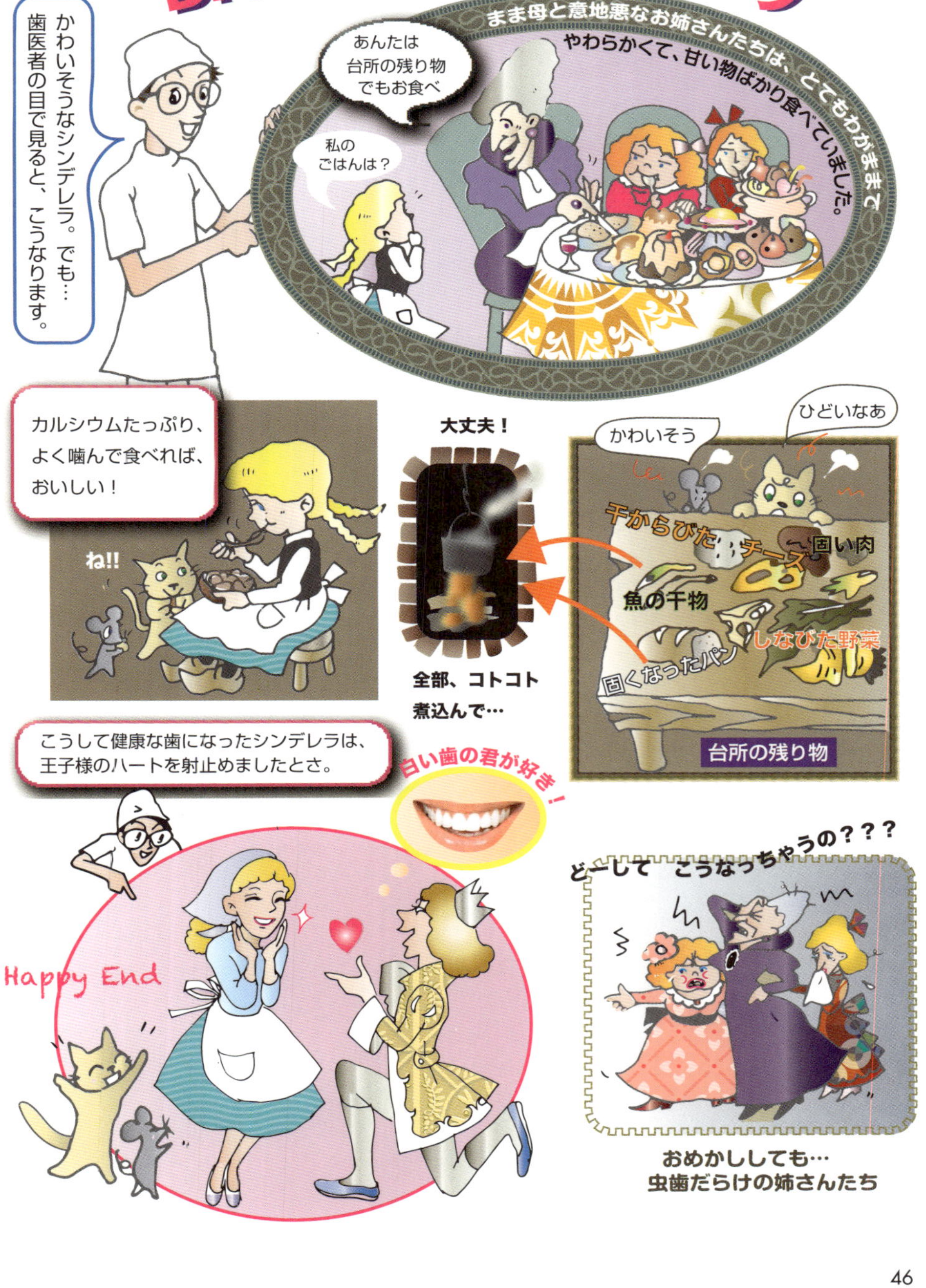

かわいそうなシンデレラ。でも…
歯医者の目で見ると、こうなります。
まま母と意地悪なお姉さんたちは、とてもわがままで
やわらかくて、甘い物ばかり食べていました。
あんたは台所の残り物でもお食べ
私のごはんは？
カルシウムたっぷり、よく噛んで食べれば、おいしい！
ね!!
大丈夫！
全部、コトコト煮込んで…
かわいそう
ひどいなあ
干からびたチーズ
固い肉
魚の干物
しなびた野菜
固くなったパン
台所の残り物
こうして健康な歯になったシンデレラは、王子様のハートを射止めましたとさ。
白い歯の君が好き！
Happy End
どーして　こうなっちゃうの？？？
おめかししても…
虫歯だらけの姉さんたち

第2章

歯を残すための治療

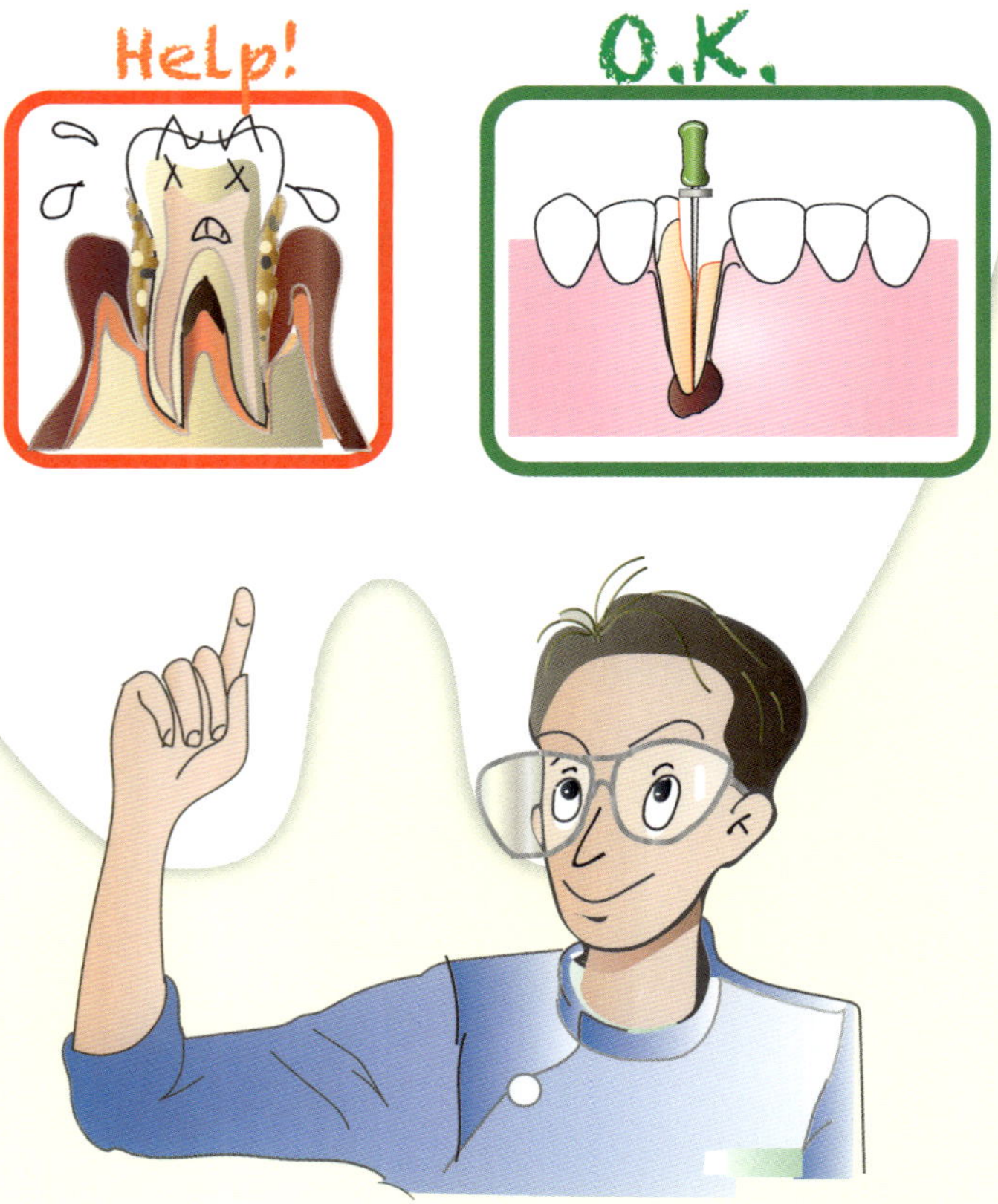

歯周病にならないためには？

歯周病のメカニズム

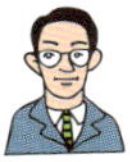

46歳の男性会社員です。最近、歯科医院で虫歯の治療を受けたところ、歯周病にかかっていて歯を抜かなければならないと診断されて、ものすごくショックでした。といっても、歯周病がどんな病気なのか、よくはわかっていません。説明していただけますか？

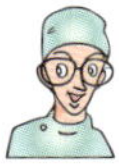

はい、わかりました。当医院でも、そういう患者さんが増えていますので、予防もかねてご説明しましょう。

歯を失う原因の90％以上は、う蝕《しょく》（虫歯）と歯周病（歯周炎・古くは歯槽膿漏《しそうのうろう》）です。ですから、この2つの原因をなくせば、歯をなくさずにすむことになります。まず、歯と歯周組織の正常な構造について説明しましょう。

左ページの【図1】は、下の前歯を横から見たものです。歯の汚れのみがき残しが多いのは、歯と歯肉の境目です。この場所にみがき残し（食べかす）があると、みがき残しに唾液中の細菌が入り込んできます。これが歯垢《しこう》、プラーク、バイオフィルムといわれるものです。【図2】

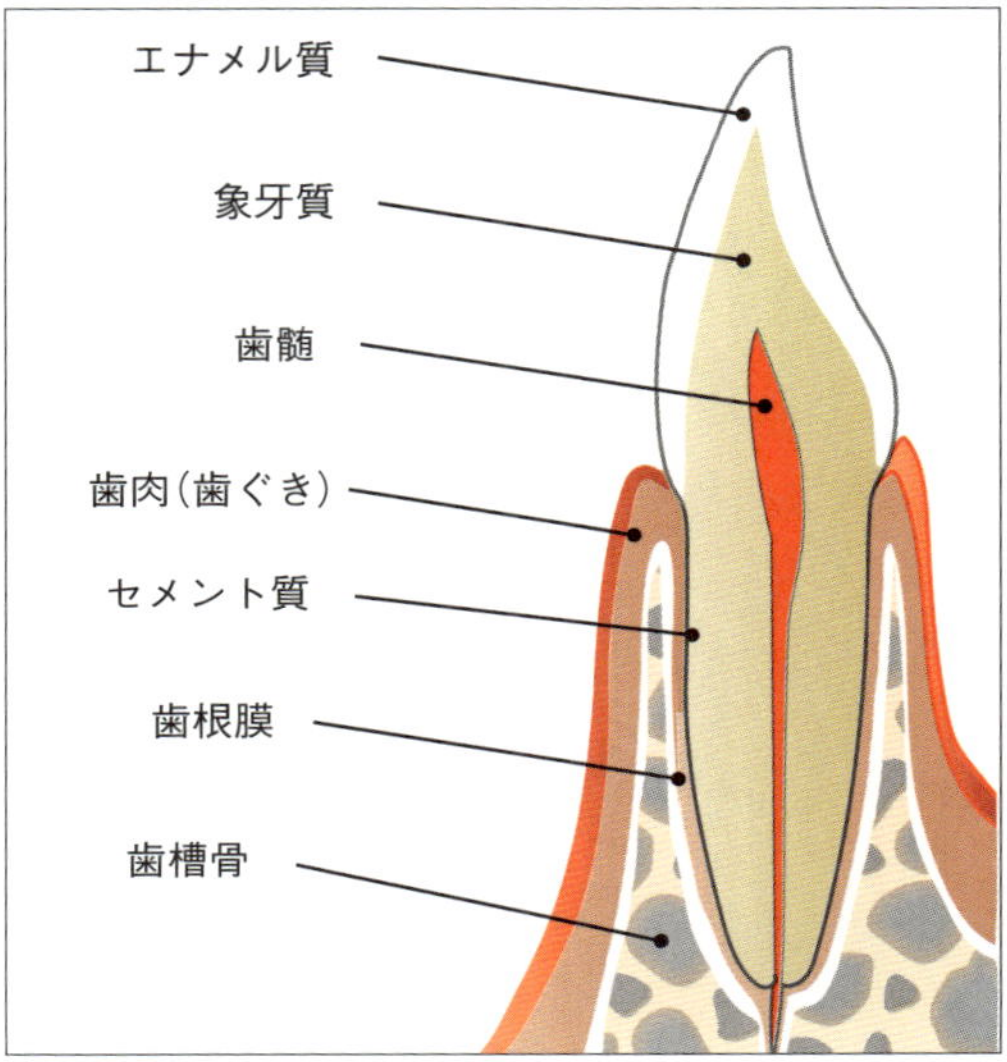

図1　歯と歯を支える土台（歯周組織）。

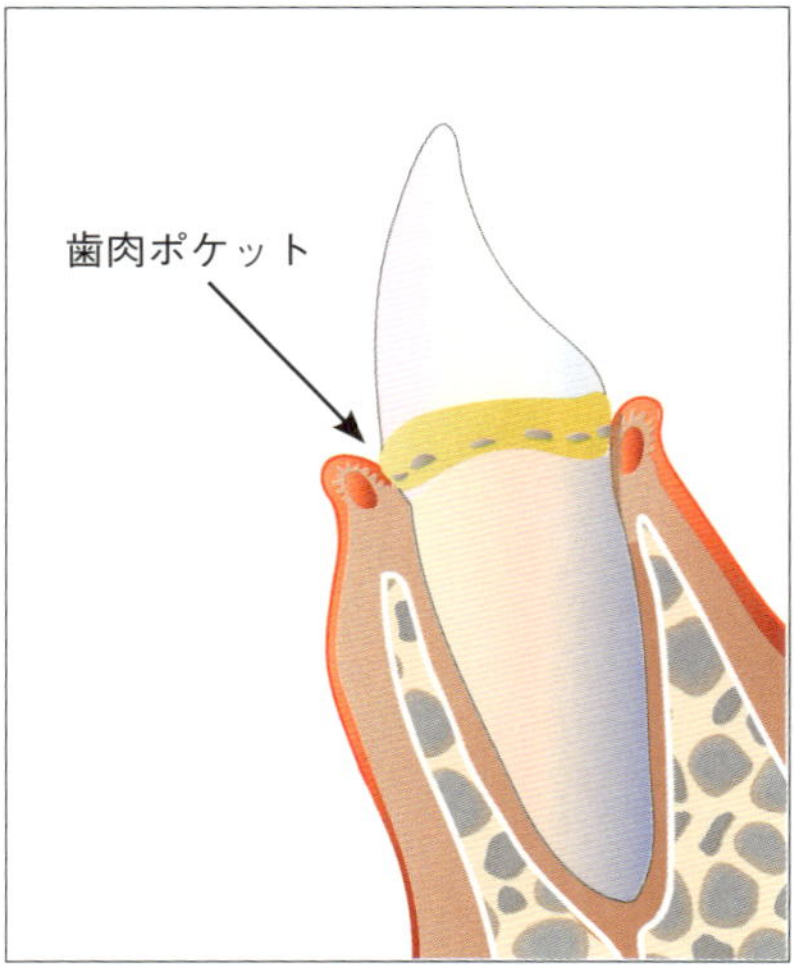

図3　歯と歯肉の境目にプラークがたまり、歯肉が炎症で腫れて歯肉ポケットになります。歯槽骨はまだ破壊されていません(歯肉炎)。

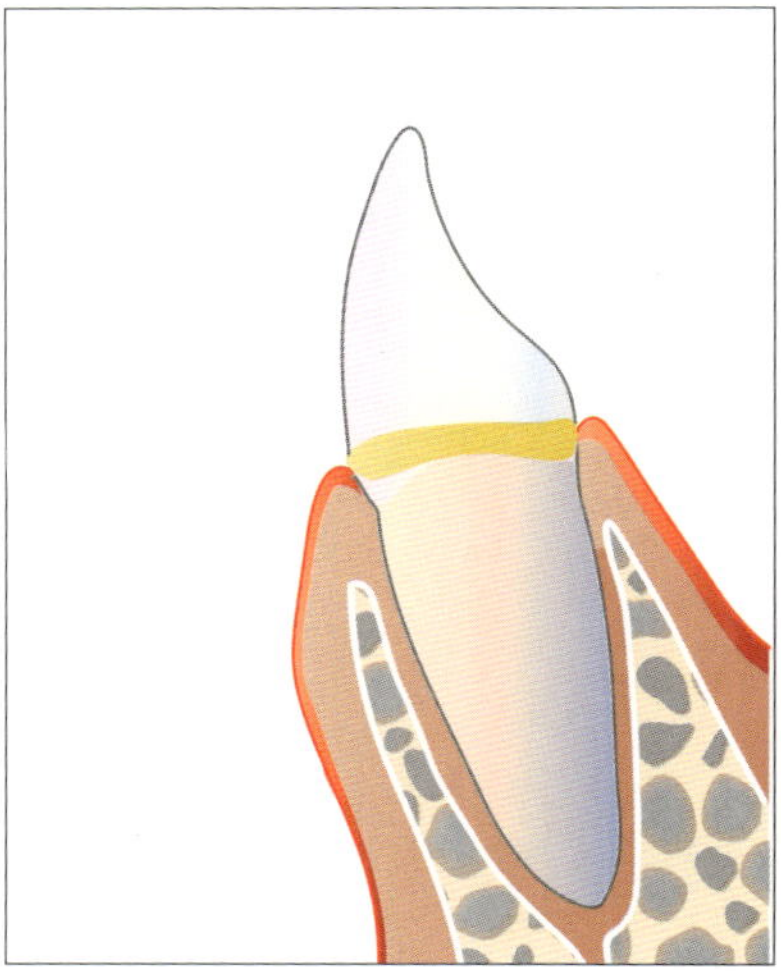

図2　歯周病は、歯と歯肉の境目にプラークがたまることから始まります。

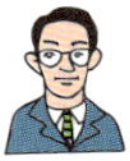

ああ、プラークという言葉は、聞いたことがあります。

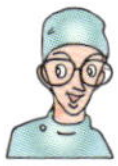

細菌は、このプラークの中にすみついて、代謝産物である汗や排泄物を周囲にまきちらしています。この細菌の代謝産物が人間の歯肉にとっては毒であるため、プラークに接している部分の歯肉が腫れてきます。

　腫れるというのは、歯肉に新生血管が増加し、血液循環量を増やして、この毒を洗い流そうとしているのです。そのため、歯肉は腫れ、少しの刺激で出血しやすい状態になります。この状態を歯肉炎と呼んでいます。【図3】

　歯肉炎の状態になると、歯と歯肉の境目は、より汚れがたまりやすい形になります。はじめの汚れの上に、さらに食べかすが積もって、みがき残しができやすくなり、よりいっそう、歯肉が腫れあがります。

　このような状態が続くと、唾液の中に含まれるカルシウムなどが、プラークの表面に沈着していきます。カルシウムの沈着がおこったプラークは表面が固くなり、歯ブラシによるブラッシング程度では取れなくなります。これが歯石で、この状態になると、患者さんのケアだけでは歯周病の改善は難しくなります。【図4】

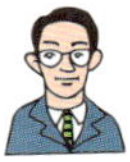

うーん、だから歯医者さんに行って、歯石を取ってもらう必要があるんですね。

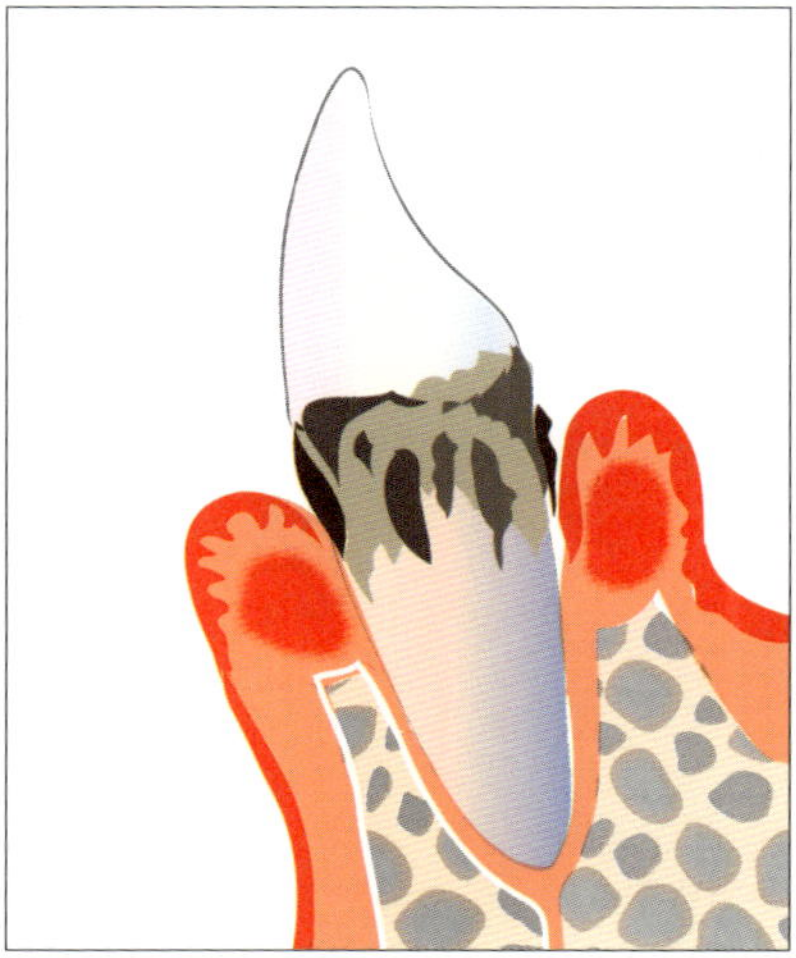

図5　炎症がさらに根の方向に向かって拡大し、歯槽骨も歯の根の長さの半分近くまで破壊されて、歯がぐらつきはじめます。歯周ポケットもさらに深くなっています（中等度歯周炎）。

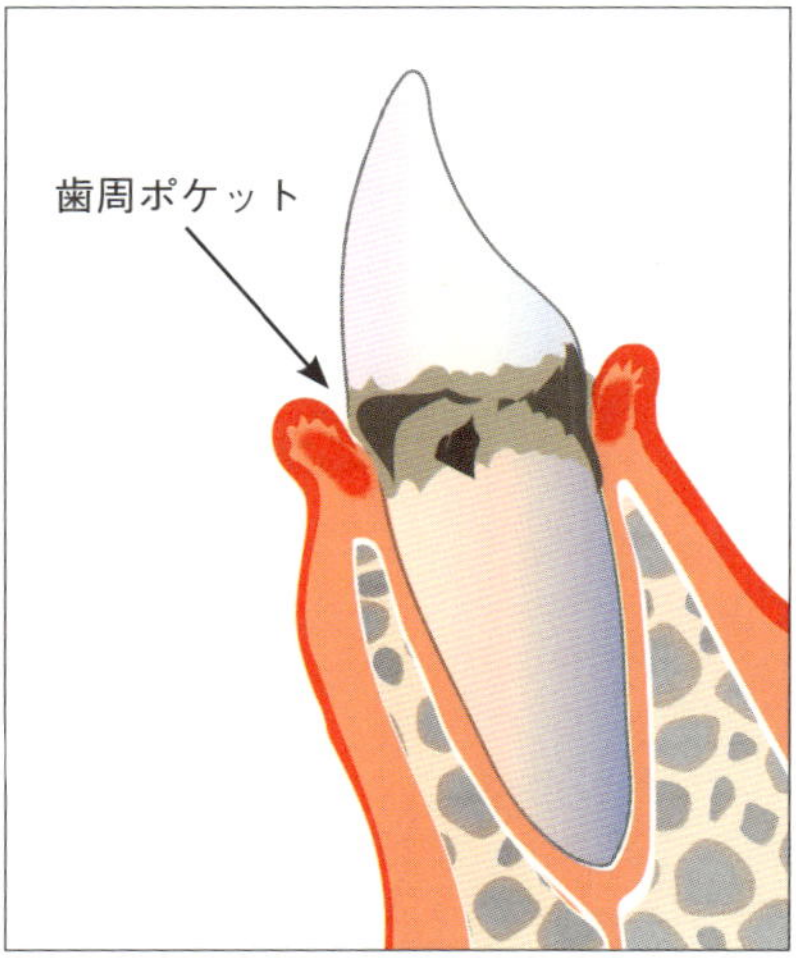

図4　歯肉の腫れが大きくなり、根の先に向かって炎症が拡大し、歯槽骨や歯根膜も破壊されはじめます。ポケットも深くなって歯周ポケットになり、プラークや歯石がたまっています（軽度歯周炎）。

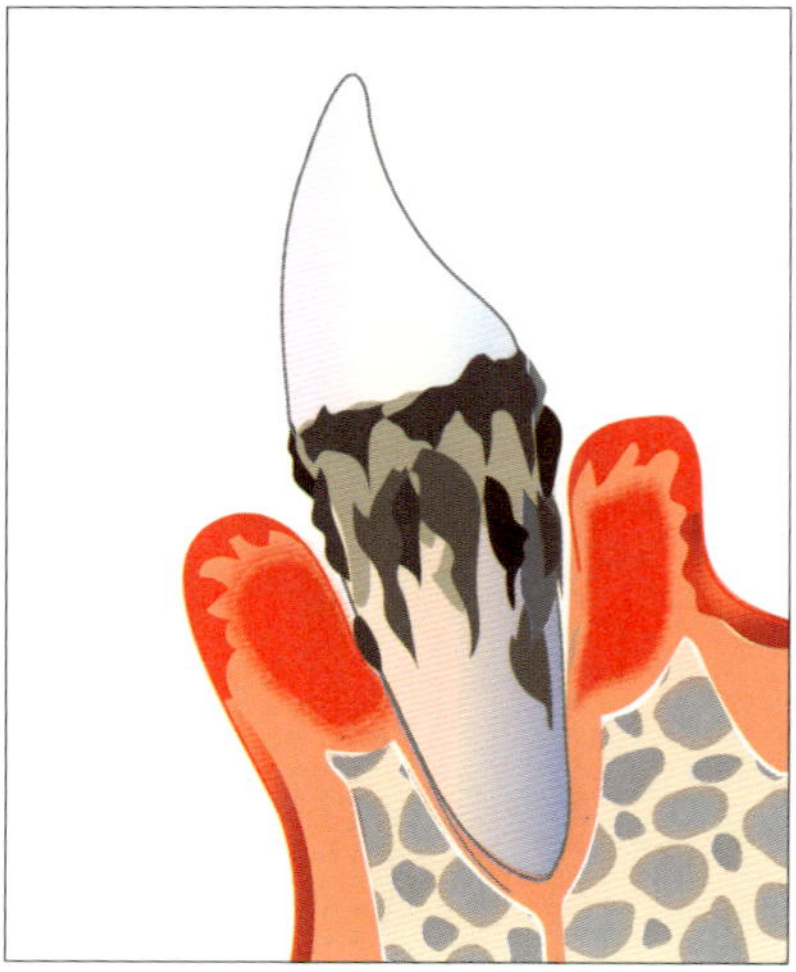

図6　炎症がさらに根の先に向かって拡大し、歯槽骨は半分以上破壊されて、歯はぐらぐらになります（重度歯周炎）。

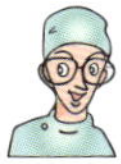

そうですね。この【図4】の状態が長く続くと、プラークの深部は空気に触れない環境になっていきます。すると、空気がない場所で、より活発な活動をする細菌（嫌気性《けんきせい》細菌）が増加してきます。

この嫌気性細菌たちが出す代謝産物は、これまで活動していた細菌より、さらに毒性の強いものです。すると、歯肉が腫れるだけでは対応できなくなってくるため、歯を支える骨を自らが壊していきます。これは、歯を口の中からはずしてしまおうとしているのです。

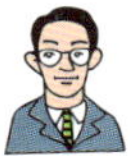

えっ！　身体が歯をはずそうとするんですか？

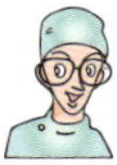

はい。なぜなら、歯や爪などは身体の付属器ですから、これがなくなっても生命活動にはあまり支障のないことを、歯肉や骨の細胞が知っているからです。そして、歯がなくなれば、細菌が付着する場所がなくなることを、わかっているのです。

歯周病をおこす細菌群は、固いものの表面につきやすい性質があり、赤ちゃんや歯のない老人の口の中には、細菌の量が少ないのです。また歯のない部分ではプラークは存在できずに、飲み込まれて胃酸によって溶かされてしまいます。

このように歯を支える骨が溶けてなくなっている状態を歯周炎といいます。歯を支える骨が壊れはじめると、プラークはこの壊れた部分、骨がなくなった部分にまで侵入してきます。これが繰り返されて歯を支える骨が大きくなくなると、歯はグラグラと動揺してきます。【図5】【図6】

このほか、これとはまったく原因が異なりますが、歯の根の治療が上手くいっていないために、歯周病と同様の症状を示すことも多くあります。

この場合、いくらブラッシングをしっかりと行っても、膿《うみ》が出続けたり、歯のぐらつきが止まらなかったりします。これを改善するには、根管《こんかん》治療（59ページ参照）をやり直すことで、はじめて完治することができます。

歯周炎で壊れた骨は元には戻らない

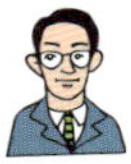

私の場合は、【図5】のような状態だと言われましたが、治るのでしょうか？ ちょっと不安が大きくなってきました。

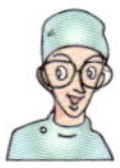

歯周炎によって壊された部分の骨は、元には戻りません。これは、歯があるために病気になっていることを身体が感じて、自分自身で骨を壊しているからです。

骨折のように、外からの力で壊れた骨は、その周りが強くなって治りますが、歯周病の場合は、自分自身の身体が必要に迫られて骨を壊しているので、元に戻らないのです。

ですので、これからの治療と、ご自身の予防で、歯と歯肉の境目についたプラークを毎日、歯ブラシでこすって清潔にしてあげれば、これ以上悪くはならないという程度だと考えてください。

はあ……良くはならないんですか。

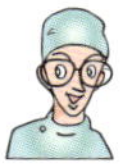

あなたの場合は、歯周病と、根の治療が不完全なこと、両方の原因がありそうですね。まずは、しっかりと根の再治療を行って、さらに歯周病の予防や治療を行えば、歯は抜かなくてもすみますよ。

よかった、抜かなくてもすむんですね。なるほど、元に戻らないからこそ、予防、そして現状維持が大切なんですね。

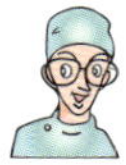

最近の技術では、元に戻すことが可能な例もあります。たとえば、歯周病の進行によって失われた歯周組織（歯肉・歯槽骨《しそうこつ》・歯根膜《しこんまく》・セメント質）を再生させる、リグロスという遺伝子組み換えヒト塩基性線維《せんい》芽《が》細胞増殖因子製剤も使われはじめました。

これからさらに画期的な薬や技術方法が見つかる可能性もあります。ですが、今は進行を止めることしかできないと受け止めてください。とにかく規則正しい食生活が必要です。間食や甘い物を食べる頻度が高いと、常に細菌たちに栄養を与えていることになり、活動が活発化します。

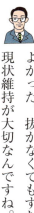

女房は甘い物が好きで年中食べていますが、注意してやりますよ。それにしても、抜かないでいいのはよかった。

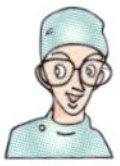

一番いいのはブラッシングですが、それを補助するものとして、洗口液（液体歯みがき）を使う方法もあります。これには、プラークが付着するのを、数時間抑制する効果があります。

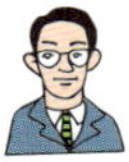

寝る前のブラッシングが特に重要なんでしたよね。

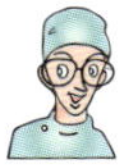

眠っている間は唾液の分泌量が減少するので、口腔内の細菌量が一日の中で最も増加するんです。何度も言いますが、歯と歯の間、歯と歯肉の境目、歯のみぞ、かぶせものとの境目などを、しっかりとブラッシングして、さらにデンタルフロスで歯間も清掃してください。予防こそ、時間とお金のかからない、一番の良策ですから。

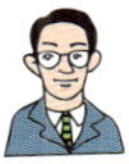

わかりました。歯を抜かないでいいとなれば、しっかりと予防することにします。

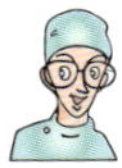

根管治療と歯周病治療、この2つは歯医者の仕事です。それには全力投球させていただきますが、患者さん自身が行う予防には、それ以上の力があることを、どうぞ忘れないでください。

歯の神経を残すことがなぜ重要なのか

神経を取るのは「歯の命を絶つ」こと？

歯医者や患者さんが一般的に歯の神経と呼んでいるのは、専門的に表現すると歯髄《しずい》と呼ばれるものです。これは骨髄と同じ意味あいのもので、歯に栄養を送る血管も入っていますし、痛みを感じる神経や、歯をつくる細胞などの集団でもあります。

歯は私たちの身体の一部であり、生きているものです。ですから、栄養を送ってくれる歯髄を除去するというのは、すなわち歯の命を絶つという意味あいも出てきます。

しかしながら、歯は歯髄のほかにも、歯の根の表面から、歯根膜《しこんまく》という圧を感じるセンサーのような器官の周りにある血管を通して栄養を受けているので、神経（歯髄）を取っても歯は抜けることなく、皆さんの口の中で機能し続けているのです。

それでもやはり、神経を取った歯には栄養が行きにくくなります。すると、歯にはその後、枝から離れた木の葉と同じような変化が生じます。

木の葉は、枝についているときには青々として弾力があり、艶もあります。しかし、木の葉を枝から取って1か月もたつと、色は茶色になり、弾力や艶はなくなり、パリパリと音をたてて崩れてしまいます。つまり脆《もろ》くなるのです。

これと同様な変化が歯にも生じるために、神経を取った歯はその後、割れることが多くなります。そして割れた場合には、抜かなくてはならないことが多いのです。

だからこそ、歯の神経はなるべく残すことが重要になってきます。自然が一番なのです。歯医者は歯を元通りに治せるわけではなく、なくなった部分を人工物で置き換えることで、歯の寿命をのばしているといった方がわかりやすいでしょうか。

神経を残す治療は難しい

しかしながら、この神経を残すという治療には、とても時間がかかります。なぜなら、治療の見極めが難しく、また正確な処置を行うことが重要になってくるからです。

削ってしまった歯は元には戻りませんし、神経もまた同じです。床屋さんや美容院で髪の毛を切るのとは、わけが違うのです。

床屋さんで髪を切るにも、1回の予約で、だいたい1時間くらいはかかるでしょう。それなのに、歯医者の診療が1回につき15分や30分で、しっかりした治療ができるのでしょうか。回数を分けるといっても、その間に忘れてしまう情報などもありそうに思えるのですが。

話を元に戻しましょう。ガラスに「はーっ」と息をかけると、白く曇りますよね。そこからもわかるように、口の中は湿度でいっぱいです。そんな環境で何か物をくっつけようとしても、そのままでは、どだい無理な話なのです。

工業力の進歩は目覚ましく、かなりくっつくようにはなってきました。それでも、本当にその材料の性能を発揮するには、いかに乾燥した環境をつくるかにかかってきます。

歯科医療の中で、それを可能にするのがラバーダム防湿です。これは治療を行う歯以外にゴムのカバーをかけて、治療を行う歯を、ほかの歯や舌などから隔離することによって、乾燥した環境をつくりだすのに有効な方法です。

しかし、なかなかこれをやってくれる歯医者はいないようです。面倒くさい上に、時間がかかるからでしょう。しかし、この処置をやるかやらないかで、神経を残せる確率が、かなり変わってくることは確かです。

私たち歯医者の仕事のほとんどは削ることです。だからこそ、なるべく生体にとって負担の少ない治療法が大切になってきます。歯は、なるべく削らないこと、削ったときは、しっかりとプラスチックや金属を歯に接着することが大事です。

また、神経は歯の栄養源なわけですから、なるべく取らない治療方法を選択するべきです。そういう治療を行ってくれる歯医者さんにかかっているのであれば、あなたはとてもラッキーだと言えるでしょう。

何度も繰り返すようですが、一番大事なのは予防です。一度悪くなった歯は、残念ながら元に戻ることはありません。だからこそ、毎日のブラッシング、食生活に注意してください。

歯を抜かずに治す根管《こんかん》治療

歯の根を残す根管治療

自分の歯でしっかり噛《か》んで食事するためには、なるべく歯を抜かず、元の状態を保つ治療が大切になってきます。

けれども、そのための何か特別な治療方法があるわけではありません。基本に忠実に、歯を残す治療を実践すれば、ほとんどの歯は長く使えることを知っていただきたいと思います。

歯を抜かずに治す治療方法はいくつかありますが、中でも私が特に力を入れているのが、歯の根の中の神経の治療である根管治療です。

●根管治療の手順

＊歯周病検査　↓　歯周病と根尖《こんせん》（歯の根の先端部分）の病巣の関連を調べます。

＊レントゲン撮影　↓　レントゲンを撮ることで歯根の形態や状態がわかります。

＊虫歯の部分を取る　↓　しっかり取らないと根管治療の効果が減少します。

＊歯髄《しずい》の除去・根管清掃　↓　根管の中の細菌を取り除いていきます。

＊根管拡大形成 ↓ 汚染された歯の壁部分を取り除き、しっかり薬が詰められるようにしていきます。

＊根管充填《じゅうてん》 ↓ 最終的な薬を詰めていきます。

※ここで重要になるのが、唾液が入らないようにすること。そのために行うのが〈ラバーダム防湿〉です（詳しくは68ページを参照してください）。

下の【図1】を見てください。右は私が治療する前、左は治療をしっかりやり直したあとのレントゲン写真です。

右の写真では、

・根の先にまで薬が詰まっていない。
・歯の根の数は3根あるのに、すべてに薬が詰められていない。

ということがわかります。

このような場合だと、治療後に治ったと思っていても、数年後に再治療となってしまうケースが多く、そうした再治療のたびに歯には大きなダメージが加わります。

なぜなら、歯科医師の仕事は歯を削ることがほとんどだからです。だからこそ最初の治療を丁寧に行うことが一番大切なのです。

図1　治療する前（右）と、しっかり治療をやり直したあと（左）。

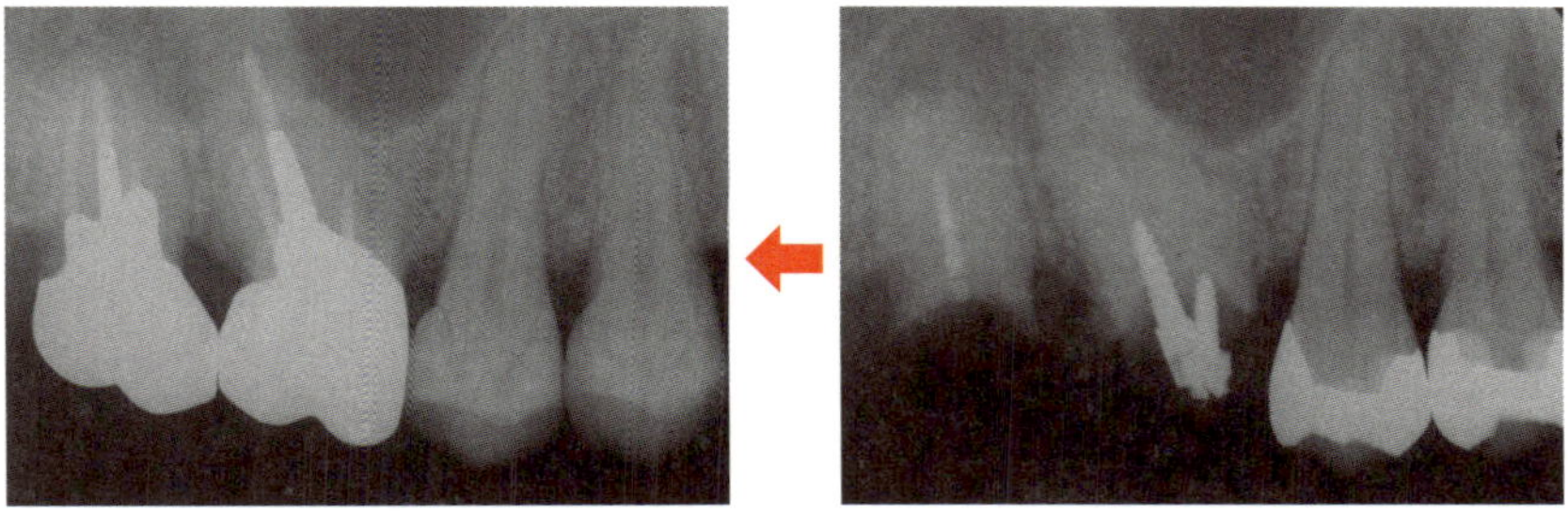

根管治療の進め方

①レントゲンで歯根の状態をチェックし、虫歯の部分を取り除く

それでは根管治療の進め方を見ていきましょう。

まず、術前のレントゲンで歯根の長さや数、曲がり具合などをチェックし、次に虫歯の部分を取り除いていきます。

虫歯の中には大量の細菌が含まれていますので、まずはこの部分をしっかりと取り除くことが、根管治療の長期的な予後に影響を与えます。【図2】

また歯髄を取り除いていくのと同時に、歯根の長さと曲がり具合を再度チェックしていきます。ここが根管治療で最も大切なポイントとなります。【図3】

歯根はまっすぐではなく、多くのものが曲がっているので、根管全体を探すのを途中であきらめてしまったり、先端の位置が正確に把握できないなどといった状況が出てきます。

根管の歯髄をしっかり取りきることができないと、いずれその部分が化膿する可能性が非常に高くなるので、再治療が多くなるのです。

また間違って掘り進んでしまったり、本来の歯根先端とは異なる所に孔をあけてしまったりすることで、数多くの不完全な根管治療が生じています。【図4】

この部分の作業（穿通《せんつう》という）は、治療時間の70％程度を占める重要な部分です。

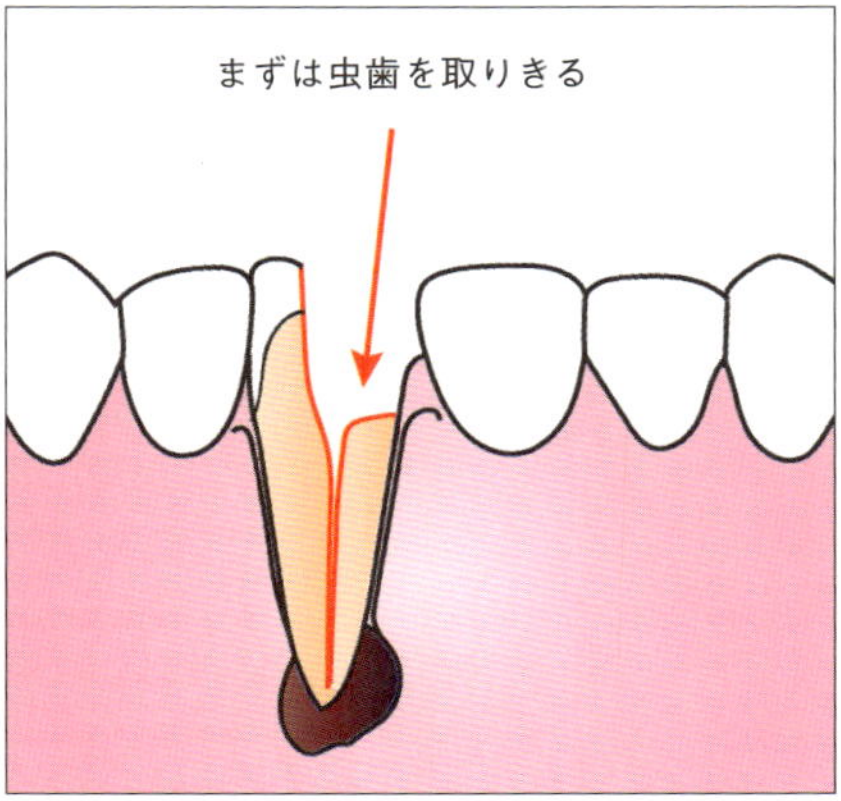

図２　根管治療の手順①
虫歯の部分は細菌などによって高度に汚染されているので、まずはこの部分を取りきることが重要です。

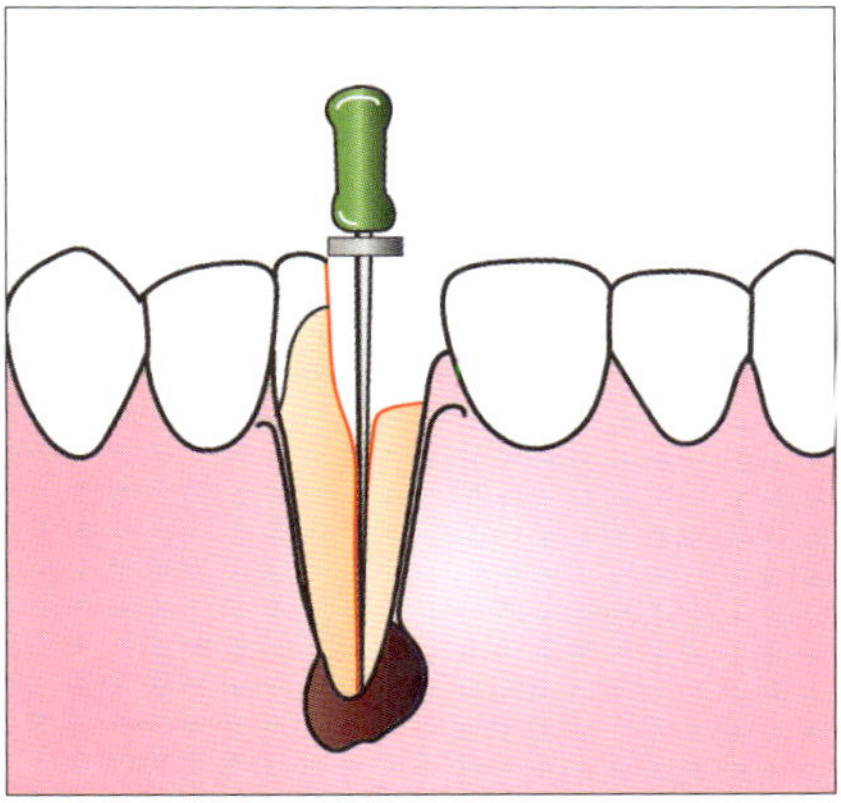

図３　根管治療の手順②
歯髄腔（根管ともいう）全体の長さや曲がり具合などを、リーマーやファイルといった治療器具で調べると同時に、歯髄を取り除いていきます。

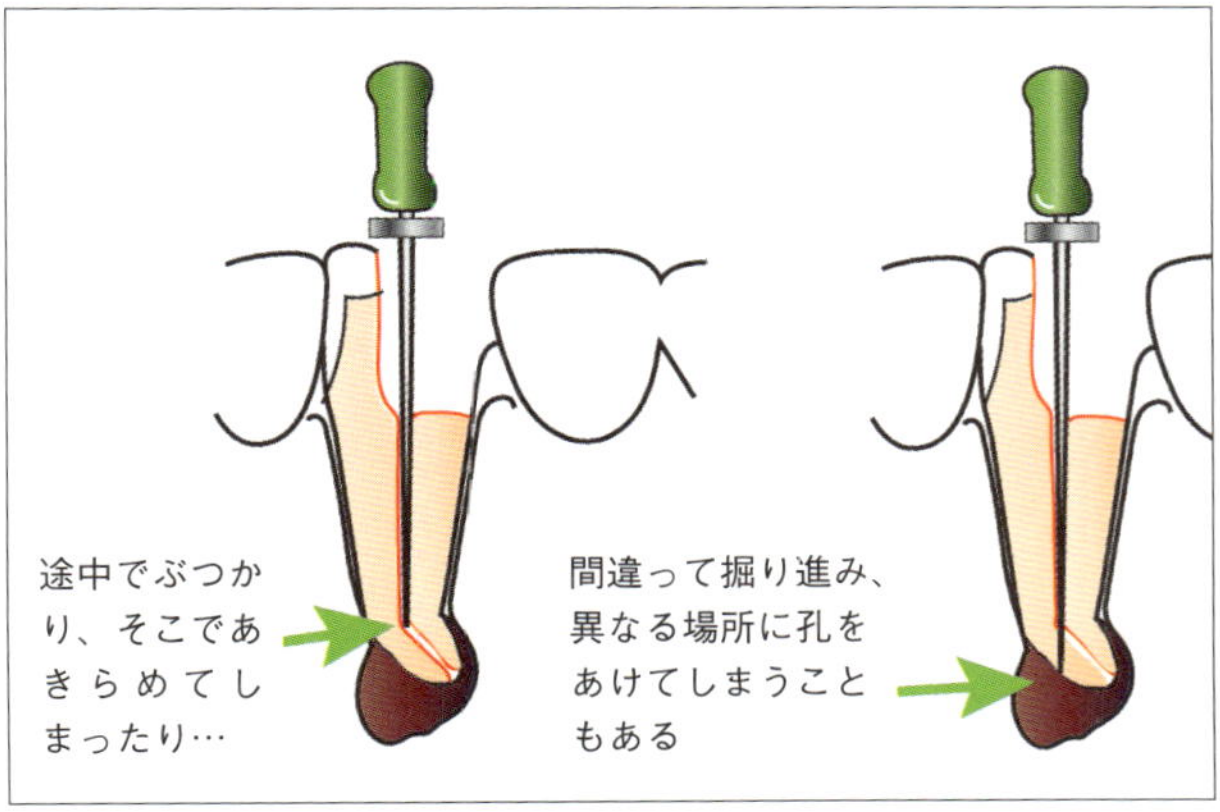

図４　根管治療が難しく、不完全になりやすい所。多くの失敗が、この治療の最初の部分で生じます。

リーマー（根管を拡大・清掃するための器具）を根管に挿入した状態で電気的に長さを測るのと同時に、レントゲン写真によっても長さと曲がり具合を精査します。

ここで2通りの方法によって長さを測定することが大切なのです。特に、この根管治療の途中でレントゲン写真を撮るという作業は、とても大切です。

本来、歯髄腔は身体の内部であり、そこには血流があります。そこに根管充填材（ガッタパーチャというゴムの一種で、歯に入れる薬）を入れるということは、人工股関節や心臓ペースメーカー、歯科インプラント、冠動脈に対するステント（冠動脈を広げる治療で使用する金属状の筒）をほどこす治療と、似ているとは思いませんか？

歯科治療では命に関わることが少ないので、似ていないと考えることもできますが、上記の処置はすべて、身体の中に人工物を入れるという意味では同様の行為なのです。

だからこそ、治療の途中で歯根の長さや曲がり具合を調べること、薬を入れる位置を確認すること、薬を入れ終わったあとに不備がないか確認すること、そして不備があった場合には、そこから戻って修正することは、治療の方向性を修正・決定するための、とても大切なステップなのです。

②薬をしっかり詰めるために根管を拡大形成する

レントゲン精査後は、根管を拡大形成していきます。これは細菌によって汚染された歯の壁部分を取り除き、薬をしっかりと詰めるための器づくりです。【図5】～【図8】

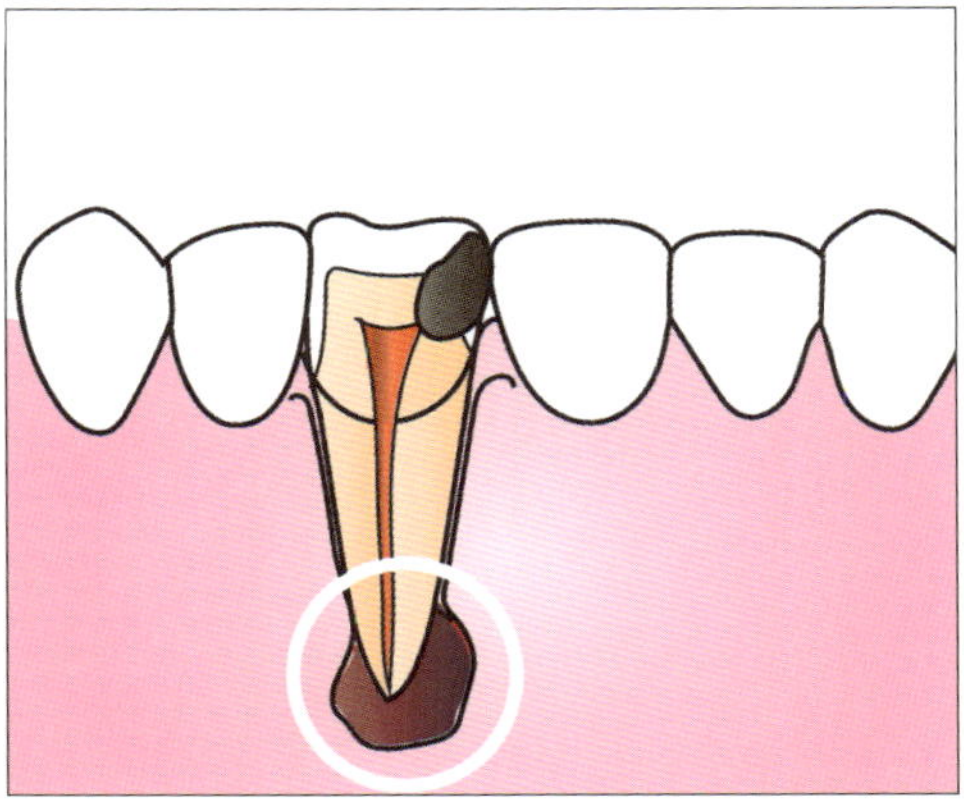

図５　治療を必要とする根尖部分。この部分の細菌感染と薬の充填不備が治療の予後に影響を与えます。

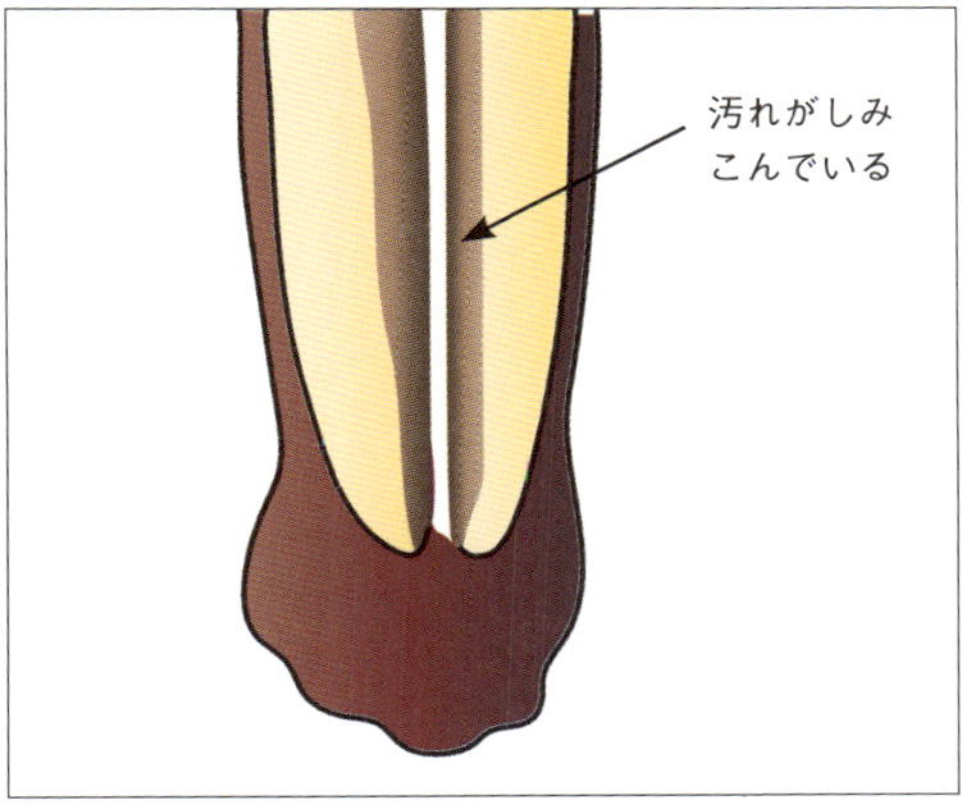
汚れがしみ
こんでいる

図６　図５の○部分の拡大図。根尖周囲の歯の壁には、細菌感染や細菌の出す毒素、膿などで汚れがしみこんでいます。

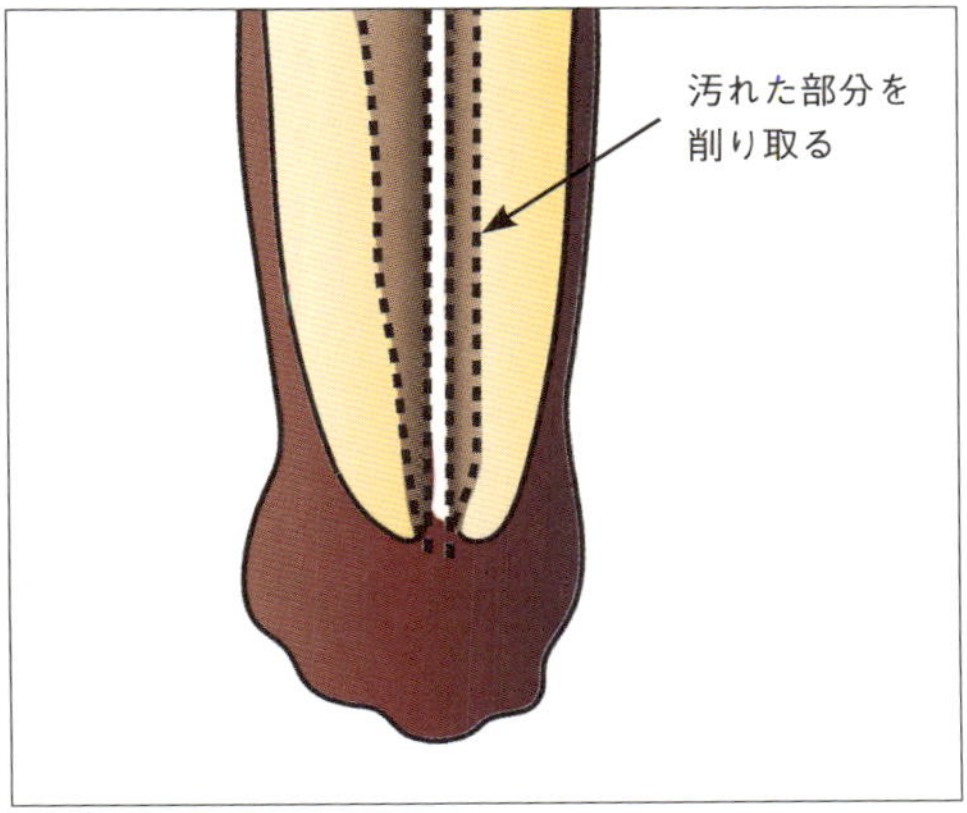
汚れた部分を
削り取る

図７　汚れがしみこんだ部分を、リーマー、ファイルといった治療器具を使って削り取ります。

根管の長さと曲がり具合がしっかりわかれば、この行程はそれほど難しくはありません。しかし力を入れすぎると、歯根の先端が割れてしまうことがあるので注意が必要です。

歯は硬くもありますが、もろい性質も併せ持っています。歯根先端は歯の厚みが薄く、もろいので、時間をかけてゆっくりと形づくる必要があります。この治療にけっこう時間がかかるのも、このためです。

③根管に薬を充填していく

しっかりと根管の拡大形成が終了した時点で、根管充填を行うための薬の試適を行います。ここで使われる薬は、ガッタパーチャというゴムの一種で、根の中で長い間安定する性質を持っています。これを拡大形成が終了した空間に緊密に充填していきます。【図9】

元は歯髄が入っていた空間を緊密に充填することで、細菌が繁殖する空間をなくすことが、根管治療のゴールになります。

この根管充填が緊密でないと、すき間の部分が血液や組織液で湿って、再度化膿して痛みが出ることが多くなりますので、しっかりと緊密に充填することが大切です。【図10】

削り取られた根管（歯髄腔）が、再度汚染されないように、人工物で緊密に充填することで、歯を抜くことなく、その後も使うことができるようになるのです。

こうして、根管充填材であるガッタパーチャポイントに、シーラー（酸化亜鉛ユージノールペースト）という糊の役目をするペーストをつけて、薬を根管に詰めていきます。【図11】

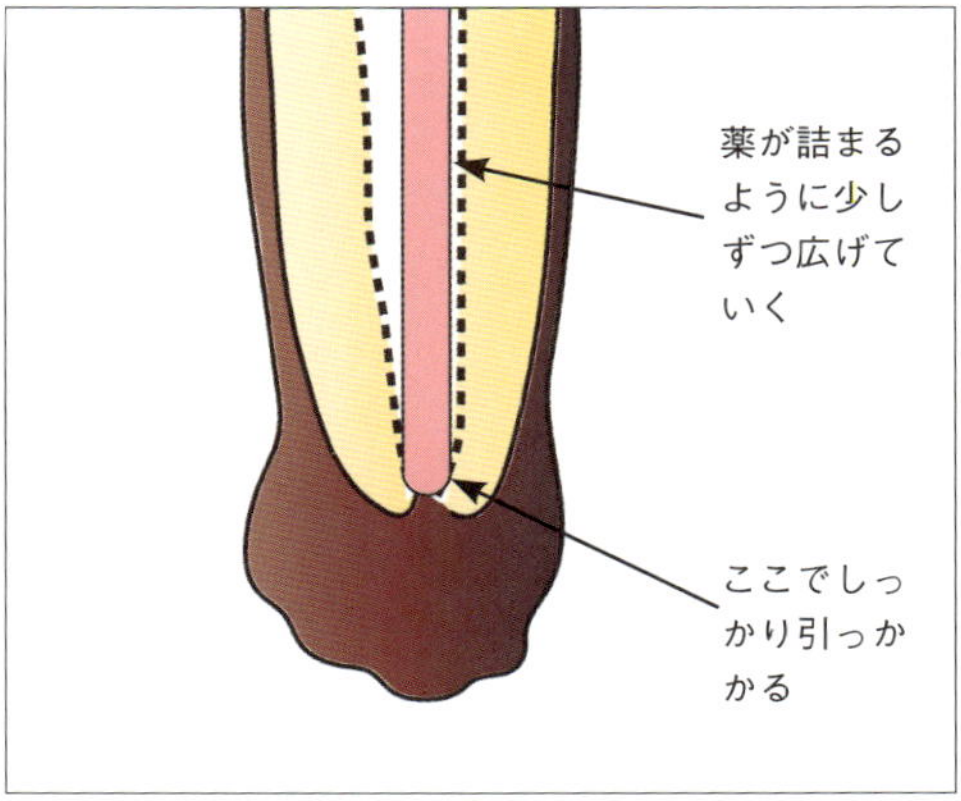

図８　先端部分にしっかりと段差をつくり、歯に薬を押しつけることができるように形づくるのが大切なポイントです。

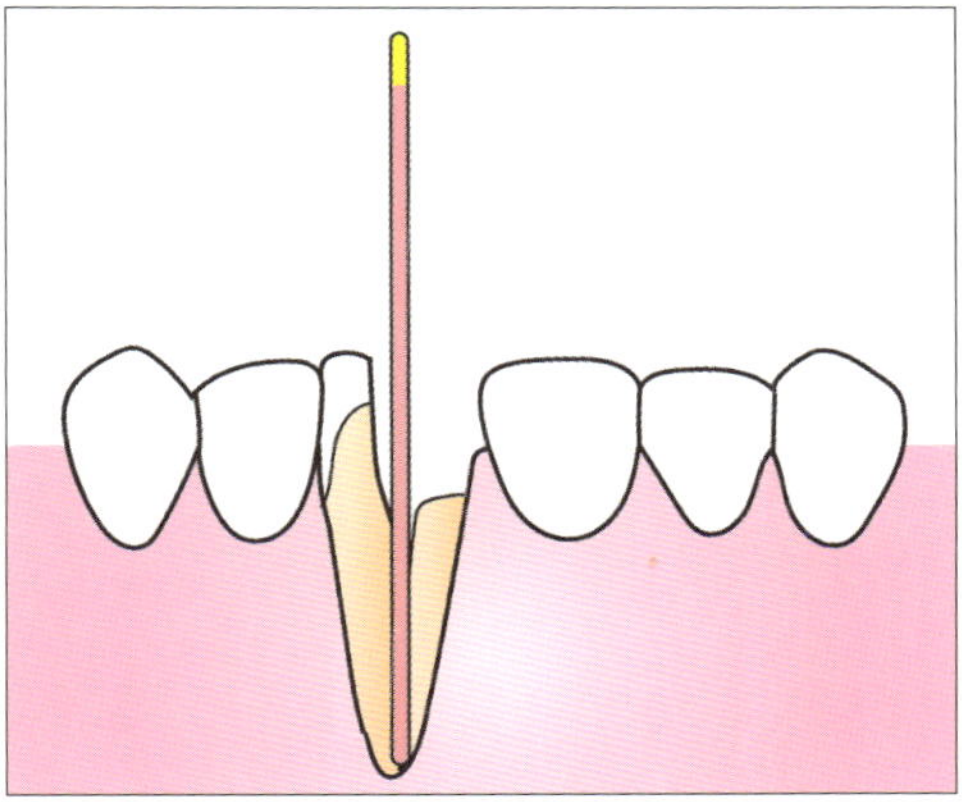

図９　根管の拡大形成（汚れた部分を取り除いて薬を詰める形づくり）が終了した時点で、根管充填（根に薬を詰める）のための薬の試適を行います。

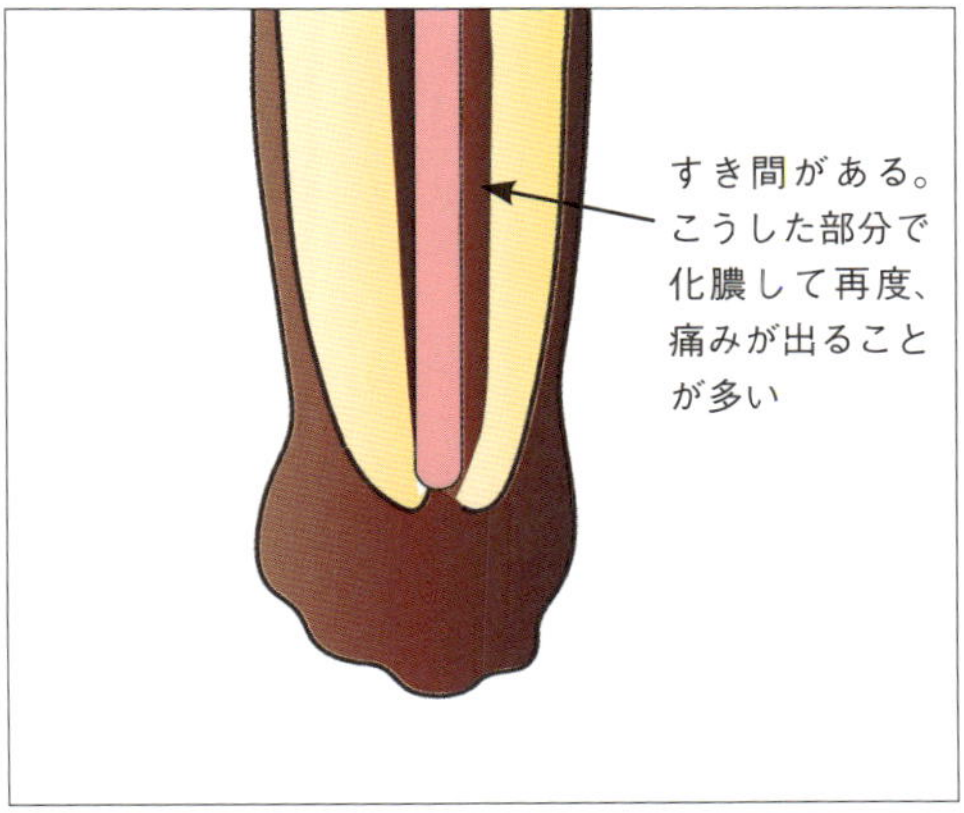

図10　不完全な根管充填。緊密でないため、すき間の部分が湿って、再度化膿してしまいます。こうならないためにも緊密な充填が必要になります。

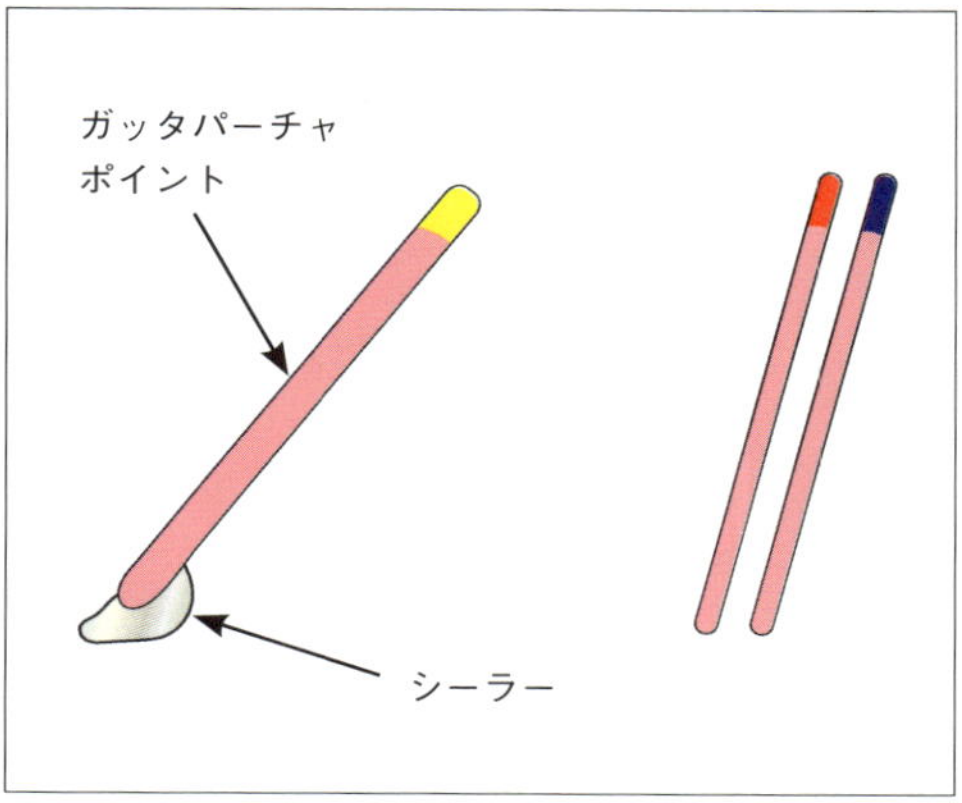

図 11　根管充填材は、ゴムの一種で根の中で長い間安定する性質を持つ「ガッタパーチャ」と、糊の役目をする「シーラー」の２種類で成り立っています。

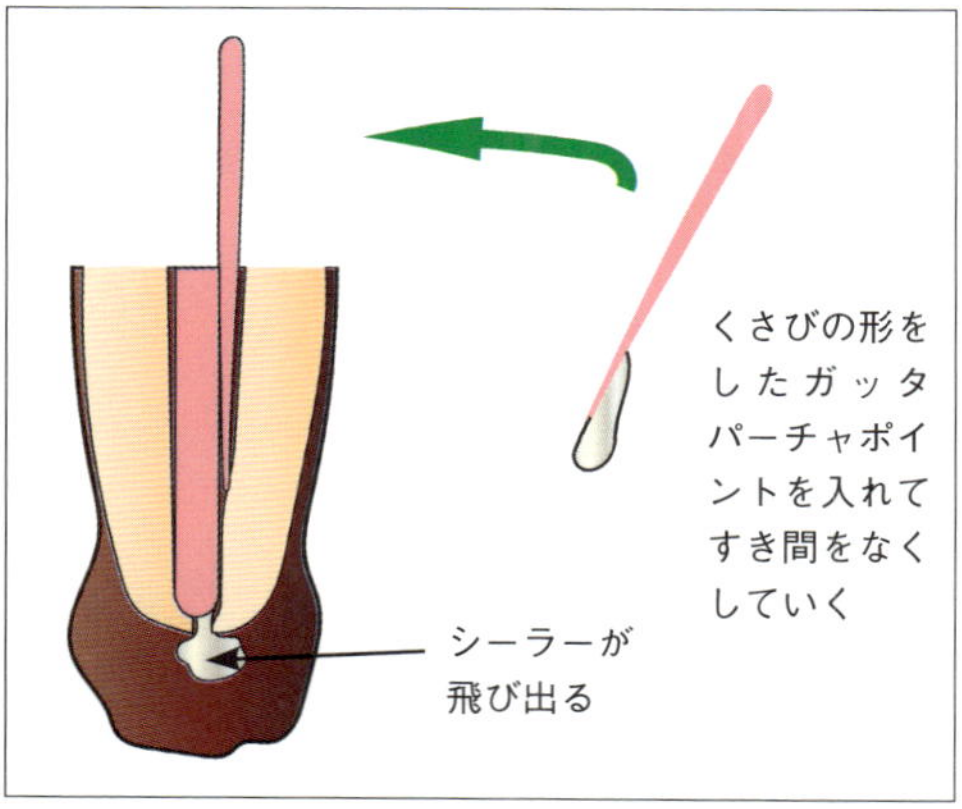

図 12　緊密な根管充填を行います。マスターポイント（主となるガッタパーチャポイント）を１本入れ、残りのすき間にアクセサリーポイント（先端のとがったガッタパーチャポイント）を入れて、すき間を極力なくしていきます。

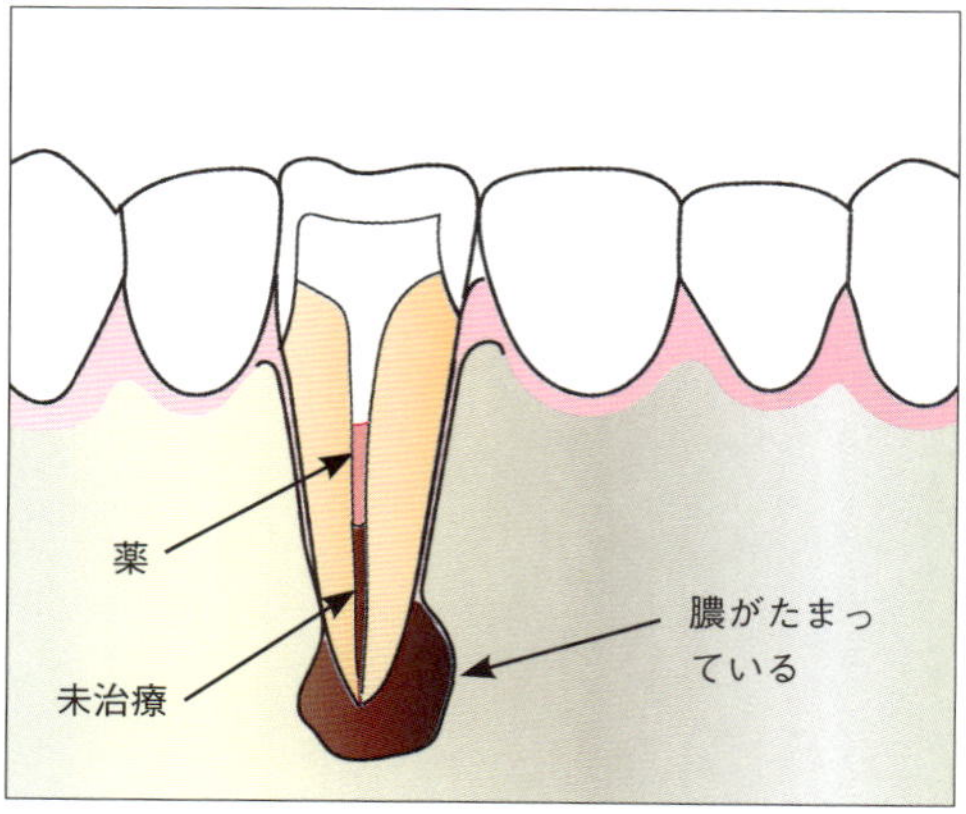

図 13　根管治療が不完全で根の先に膿がたまっている場合。根管充填が根の先端まで緊密でないと、再治療が必要になるか、抜歯になるケースが多くなります。

そうすると、歯根の先端から薬（シーラー）が飛び出るので、根管治療のあとにズキズキとした痛みが出ることもあります。【図12】

これは擦り傷が海水などに触れると痛んだりする現象に似ています。歯根先端から出た薬の刺激による痛みは、1～2週間くらいで薬の吸収とともになくなっていくので、心配のある痛みではありません。

ここで要約すると、根管治療とは、神経が膿《う》んでしまった状態の歯を長く使えるようにするための治療方法だといえます。

根管治療をしっかり行っていない歯は、その歯を支える骨が壊れて（化膿してなくなってしまって）痛みが出たり、骨が溶けてなくなって膿が出たり、歯が揺れてきたりします。【図13】

このような状態になるのを防ぎ、歯を使える状態に保つのです。また、一度根管治療をされている歯でも、再度しっかりと治療をやり直すことによって、膿などの各種症状を止めることができます。【図14】～【図16】

ここまで根管治療の進め方について詳しく見てきました。

こうした治療の際に重要になるのが、唾液が入らないようにすること。そのために行うのがラバーダム防湿です。これは、治療を行う歯以外にゴムのカバーをかけることで、これにより治療を行う歯を、ほかの歯や舌などから隔離して、乾燥した環境をつくりだすことができます。

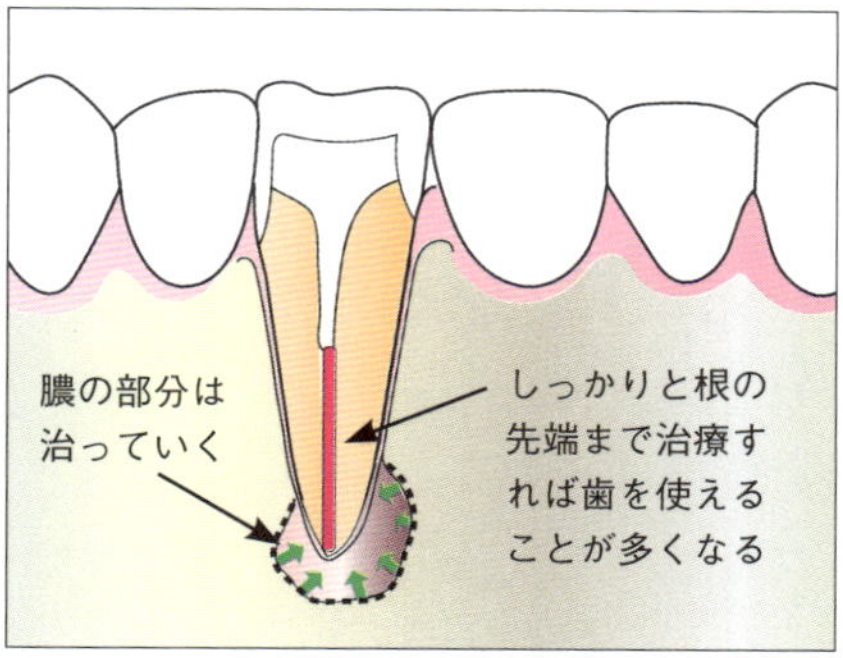

図 14　図 13 のような状態でも、再治療をしっかり行うことで歯を長く使うことができます。

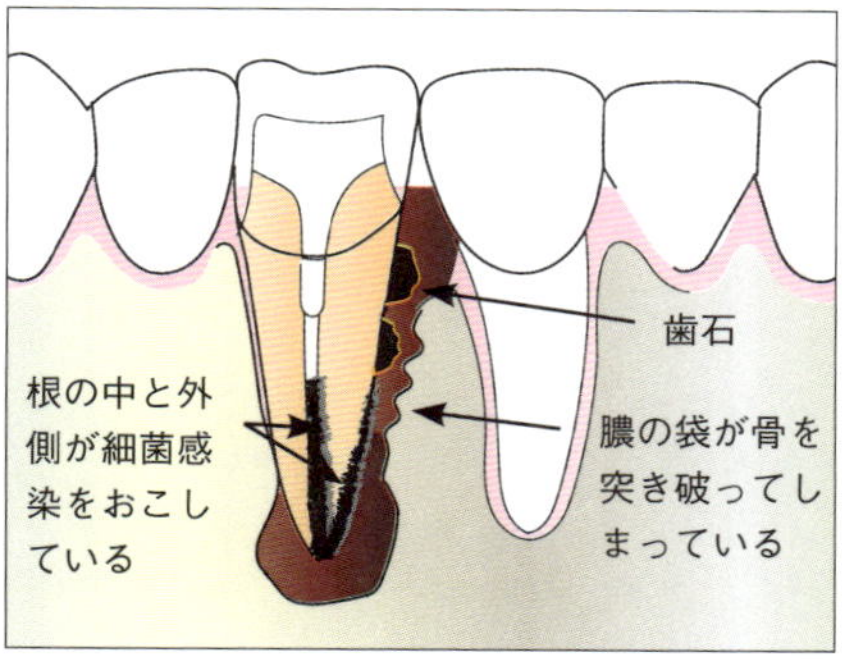

図 15　根の中の病気と歯周病が併発した状態。医師が「抜く」という歯の多くは、このような状態にあります。

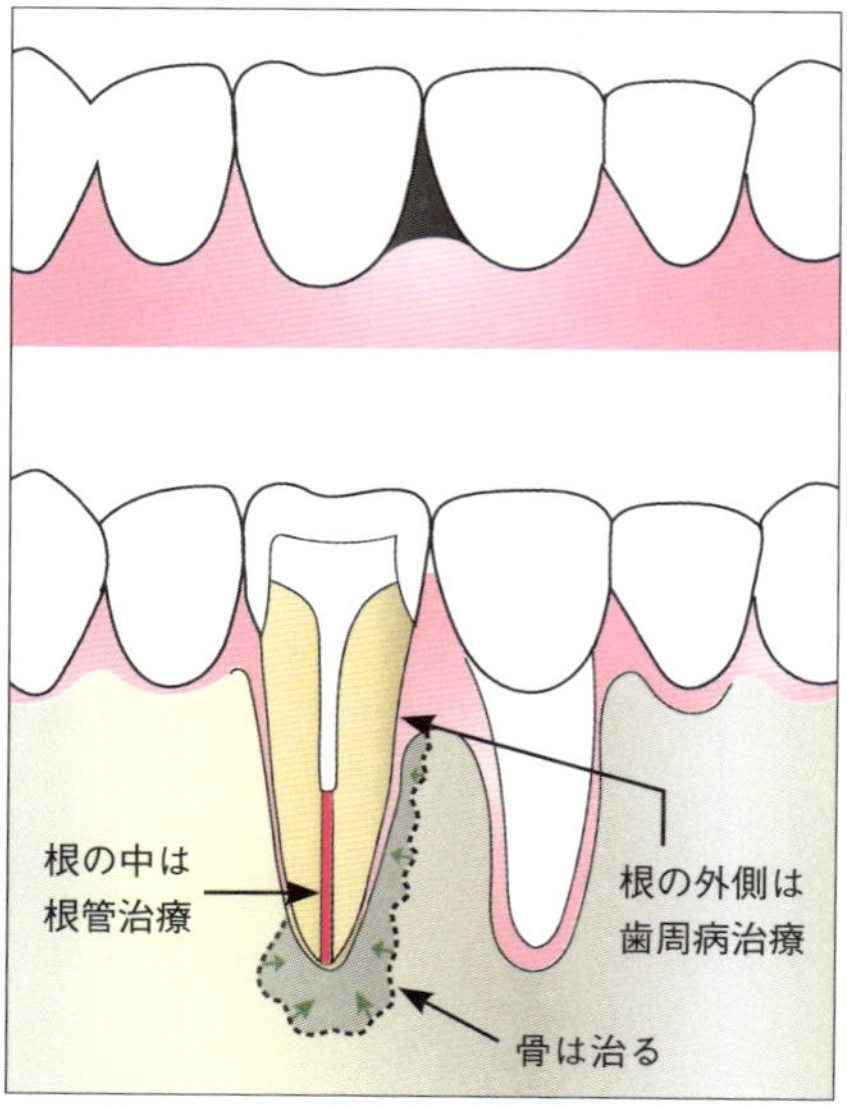

図 16　図 15 のような状態でも、根の中と外側の両方を治療することで、歯が割れてしまうまで使うことができます。ただし、こうした場合は、外からの見た目が悪くなりやすくなります。

歯科の教科書にも記載されている重要で基本的な処置ですが、ほとんどの歯医者さんは、これをやっていないようです。

しかし、ラバーダム防湿を行わずに、いろいろなものをつけようとしても、乾燥した状態ではないので完全にはつかなかったり、詰めた脇から虫歯ができたりしてしまいます。

また、こうした一連の工程を1人あたり30分で予約を取っている歯科医院で行うと、ほかの人の予約との兼ね合いなどで、根管充填までに、だいたい4~14回、治療回数がかかります。そして一番大事な根管充填までも、30分の間に終わらせてしまいます。

私の医院に来られる患者さんを診察させていただくと、歯の根の先まで薬がしっかりと詰まっておらず、再度化膿してしまっていることが大変多く見受けられます。

私は、1回の診療時間を多くいただく代わりに、1つの工程にしっかりと時間をかけさせていただけるので、より確実な治療を行えると自負しています。根管治療だけにかかる来院も、2~3回と少なくてすみます。

なぜ根管治療を行う歯科医院は少ないのか

歯の治療は、かぶせものなどは患者さんも直接、鏡などで見ることができます。しかし、歯の根の中の治療や、歯根の外側の治療である歯周病治療など、見えない部分の治療は、丁寧でないこともあるようです。

それに付随して、根の治療や歯周病治療、予防処置などにかかる治療費は、日本の健康保険制度の場合、世界的に見ても1／10～1／6という低い額に設定されているため、歯科医院の経営の中で赤字部門になりやすく、真面目にやればやるほど医院経営的に苦しくなるという現状もあります。

歯の治療は本来とても時間と手間がかかるものです。そうでなければ歯科大学に6年間、研修医として1年間、トータルで7年間という長い期間をかけなくては、歯科医師という仕事ができないという制度にはならなかったと思います。

しかし実際には、いまだに30分に1人の予約を取り、マグロの競り市のように患者さんを並べて歯医者が飛び回る診療所もざらにあり、所によってはそれが1時間に10人、1日70～80人を診ていることもあるというのですから、これにはいろいろな疑問を感じます。

床屋や美容院、また何かのプライベートレッスンをしたとしても、それにどれくらい多くの時間がかかるかを考えれば、このような状況をおかしいと感じられるのではないでしょうか。

面倒くさくて、儲からないことはやらない。歯を残すことは本来とても難しい治療なので、できない（なぜなら、歯を抜くことが最も簡単な原因除去療法であることは間違いないからです。健康保険の最低限度の医療では、歯を抜くことが、時間・コスト・処置内容からも妥当なのかもしれません）。

したがって、しっかりと根管治療を行う医院は少ないのでしょう。

「抜かない歯医者」の治療例①
歯の神経を抜かずに残した接着ブリッジ

私が院長を務める岩田有弘歯科医院では、適切な治療を行うことで、他の医院では残せない・抜くと言われた歯でも残すことができる、そんな治療を行っています。

いわば「抜かない歯医者」であるわけですが、この言葉には、「歯を抜かない」と「歯の神経を抜かない」という、2つの意味が含まれています。

次にご紹介するのは、結果的には歯を抜くことになりましたが、歯の神経を抜かずに残した接着ブリッジの症例です。必要な部分しか歯を削らないので、患者さんの考える「削らない治療」とは、このようなことを示しているのではないかと思います。

【図1】は施術前のレントゲン写真です。一番左の歯（左上4番、第一小臼歯《しょうきゅうし》）が、他院では抜歯が必要と診断され、患者さんはセカンドオピニオンとして、私のところへ来院されました。

再治療が複数回にわたって行われ、外科的に歯根端切除も行われていましたが、予後不良となっています。

治療方針としては、以下の3種類があることを患者さんにお伝えしました。

① 左上4番抜歯　左上3・4・5ブリッジ

② 左上４番抜歯　左上４インプラント

③ 左上４番　意図的再植

患者さんは、①「左上４番抜歯　左上３・４・５ブリッジ」を選択し、左上４番は抜歯となりました。３番と５番は神経も残っているので、ブリッジの長期的予後も良いことから、インプラントではなくブリッジを選択することにしました。

【図２】左上４番の抜歯後です。抜歯後の傷も順調に治ってきています。

【図３】左上５番のインレー（詰めもの）をはずして、中にある虫歯の治療をしていきます。

【図４】左上５番の虫歯治療が終了し、左上３番の古いプラスチックも詰め直していきます。

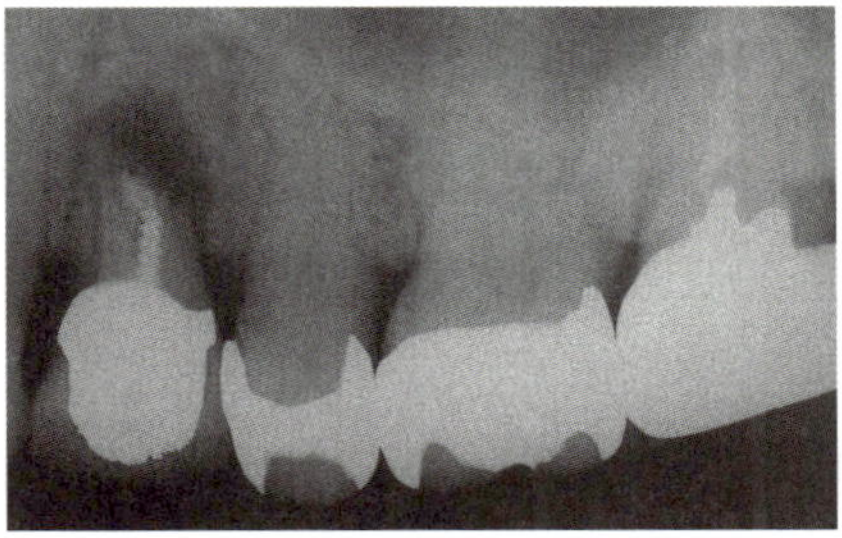

図１　一番左の歯が４番

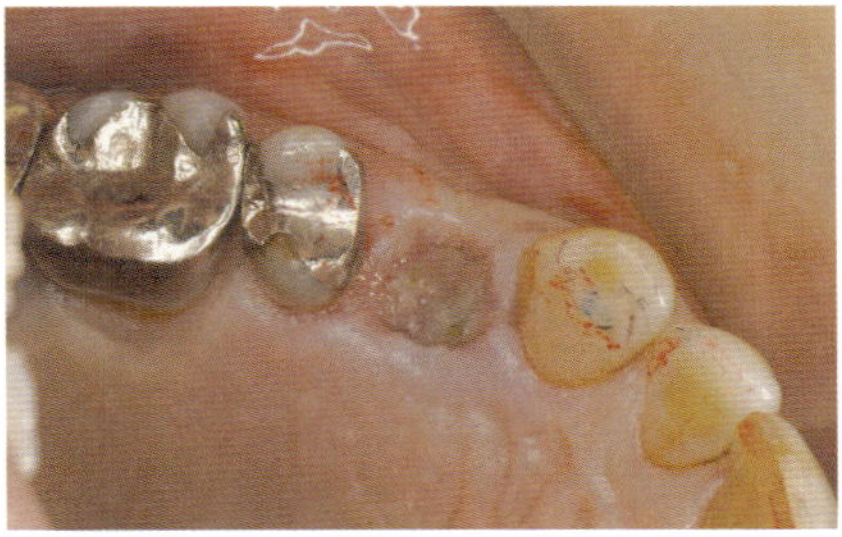

図２　歯のないところが４番

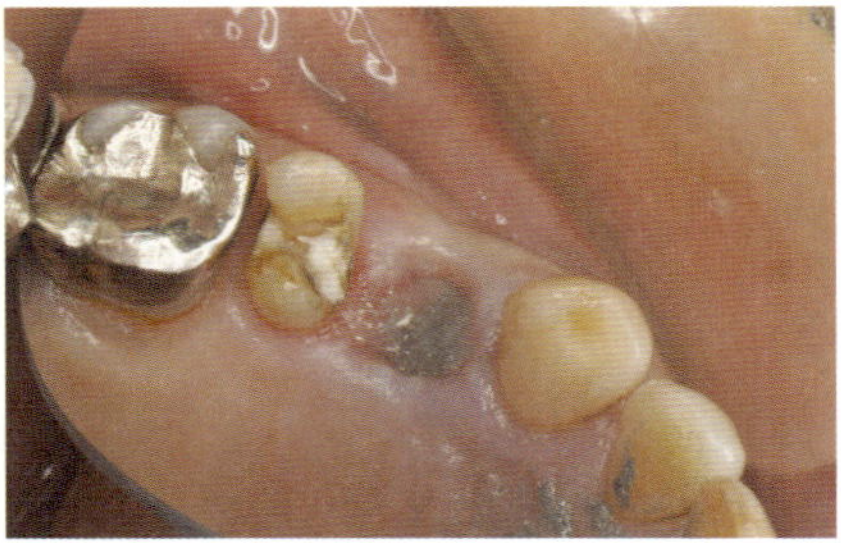

図３　左から２本目が５番

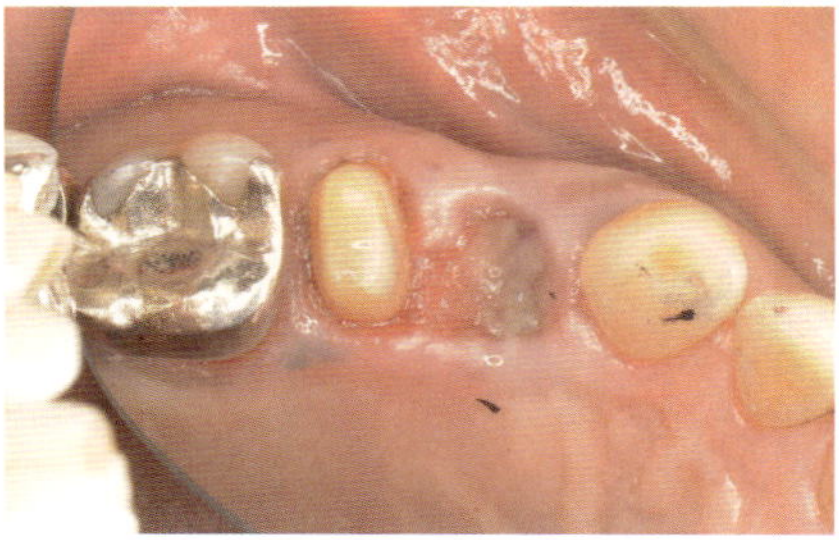

図４　右から２本目が３番

【図5】左上3・4・5番の接着ブリッジ形成が完了しました。

左上5番は虫歯が大きめだったためにクラウンの形成となり、左上3番は歯がほとんど無傷だったので、接着ブリッジの形成が可能となりました。


【図6】ブリッジ形成箇所の拡大です。

抜歯後の傷も治り、最終処置に進めます。左上3番はエナメル質しか削っていません。最も深いピンの部分でも1ミリ程度の形成量です。


【図7】左上3・4・5番の、接着ブリッジの施術後です。

重症だった左上4番は抜歯を選択しましたが、左上5番の神経は、抜かずにかぶせることがで

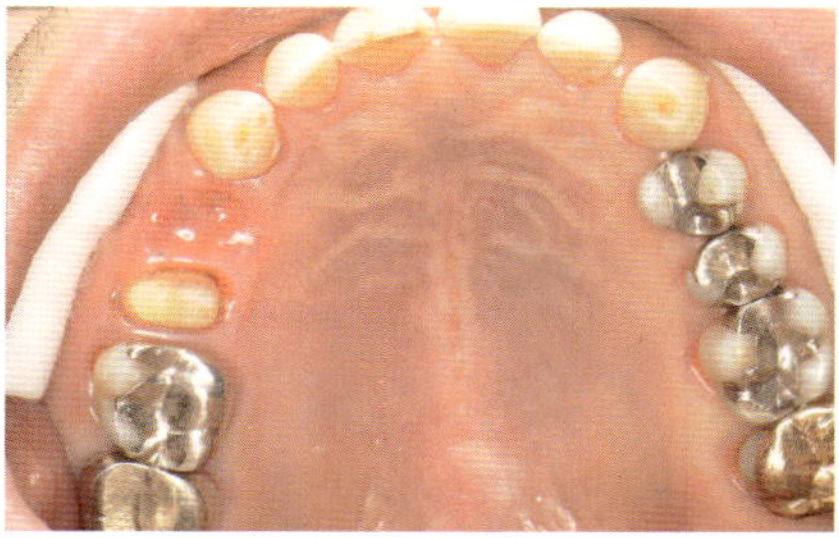
図5

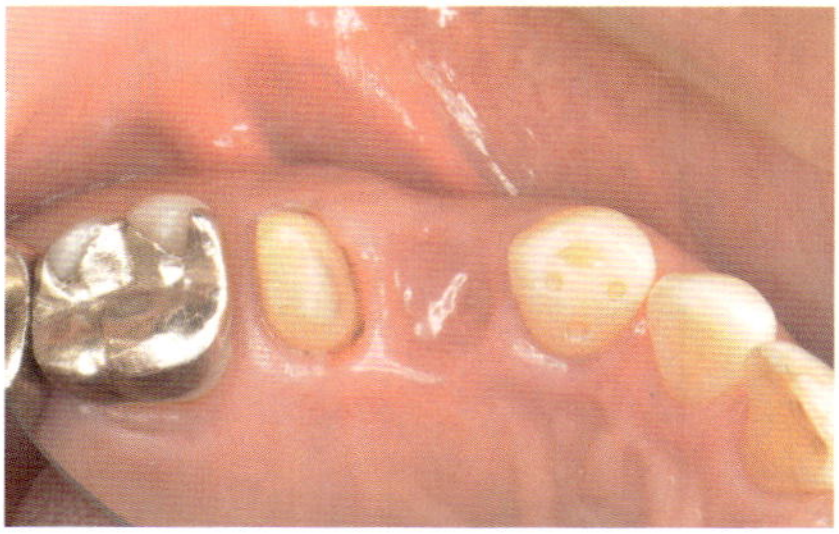
図6

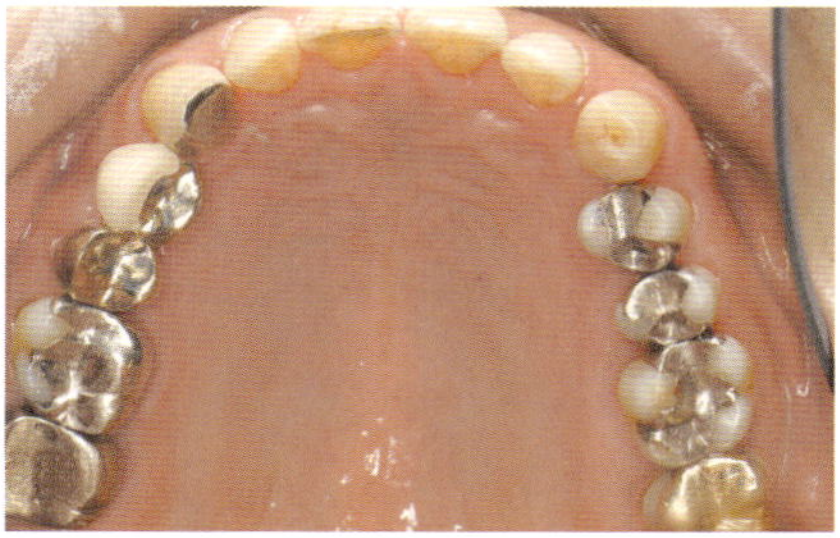
図7

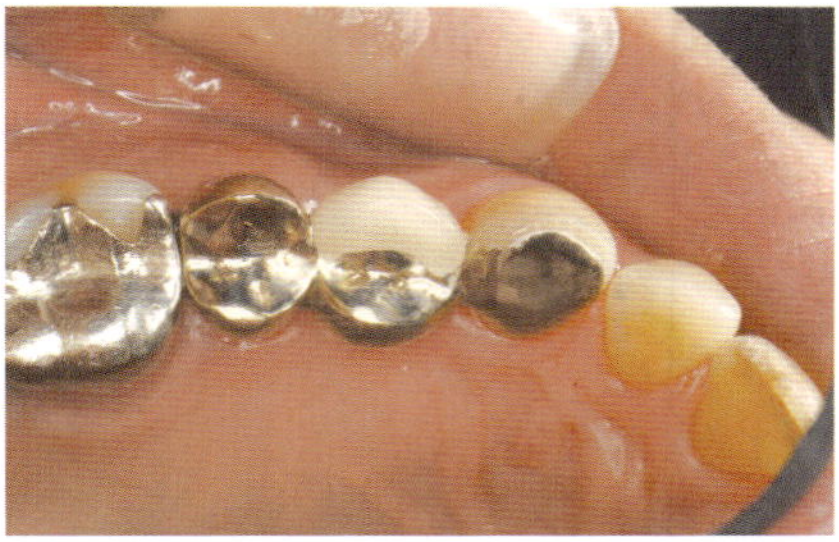
図8

きました。さらに左上3番は接着ブリッジを選択できたことにより、歯はほとんど削らずに治療ができています。

【図8】ブリッジ部分の拡大です。かなり目立たないように作製できたと思います。左上5番を白いクラウンにすることも可能でしたが、咬合力《こうごうりょく》や、ブリッジ自体の強度、耐久性、歯を削る量などを総合的に判断して、今回の症例では金属を選択しています。

最後に術前と術後を比較してみましょう。いかがでしょうか？

今回の症例では「抜かない歯医者」の治療で、「歯の神経を抜かない」ことと、「歯を削らない」ことがわかりやすいのではと思います。皆さんの参考になれば幸いです。

術前

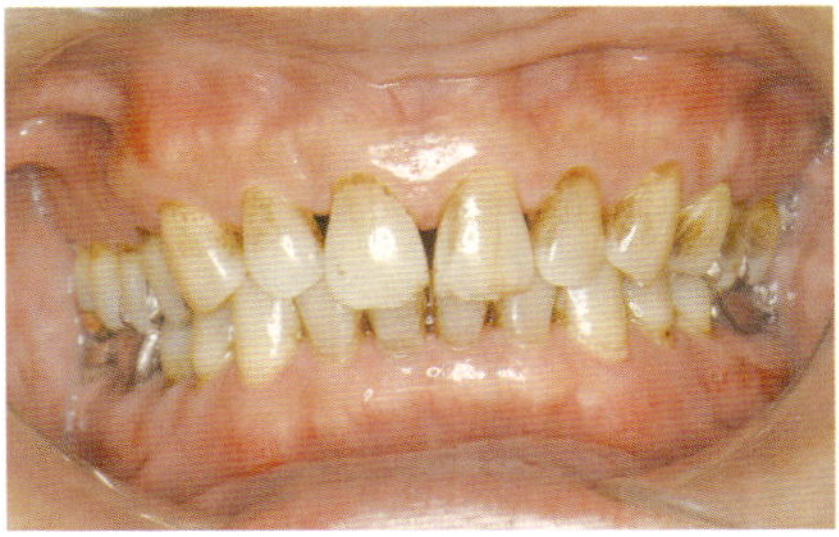

術後

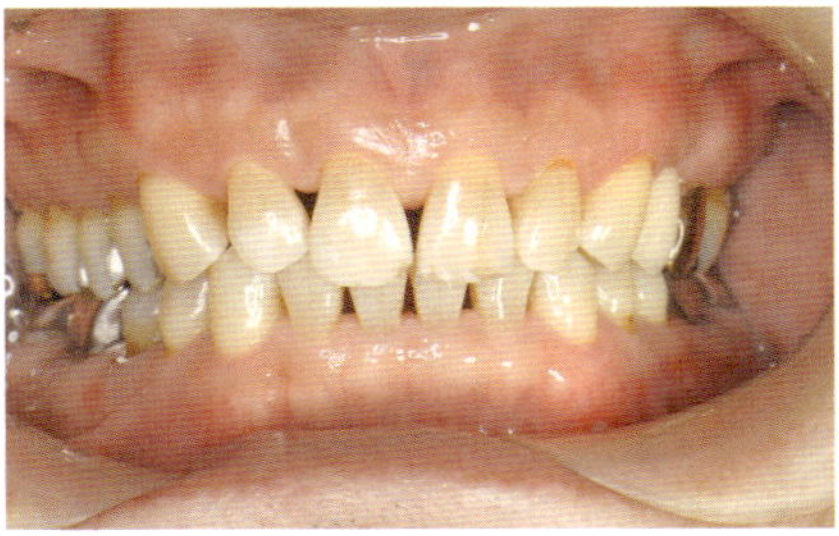

術前

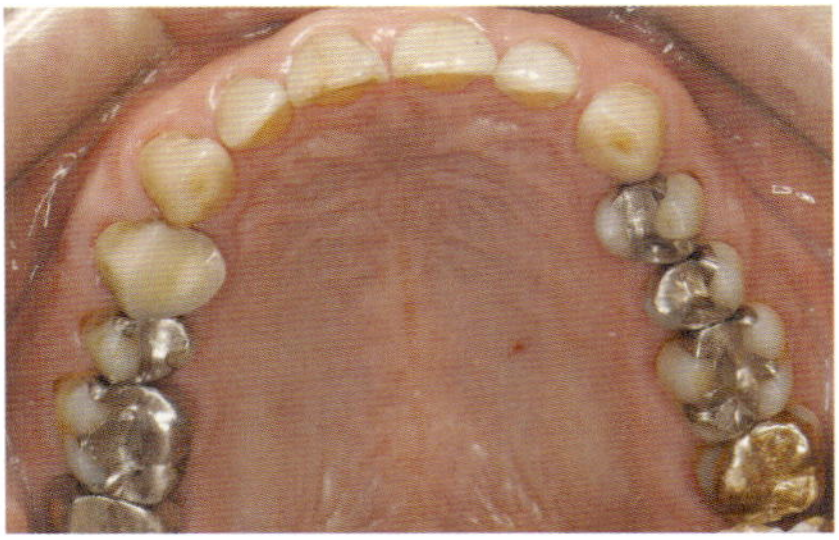

術後

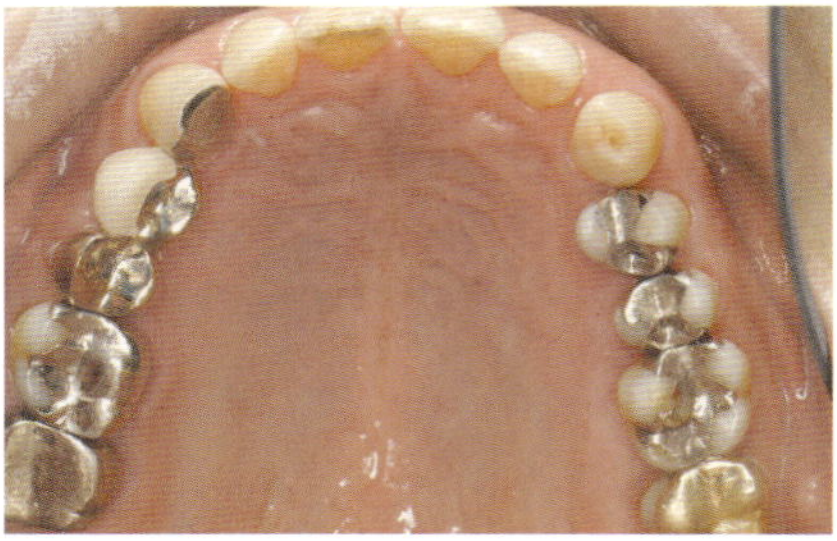

「抜かない歯医者」の治療例②
割れていて抜くと診断された歯

次にご紹介するのは、歯が割れていても、抜かずに治療できたという症例です。

左下の一番奥の歯（【図1】では一番上）が、縦に割れています。

患者さんは、何もしなければ痛みなどはなかったため、積極的な治療は行っていませんでした。しかし、他の医院で「抜くしかない」と診断されたことから、私たちの医院を受診されました。

この歯は、ほとんどの患者さんに3つの根管《こんかん》があるのですが、少なくとも1つの根管を含めて歯に破折があることがわかりました。

また、左半分は揺れが大きく、歯が完全に2つに分かれていました。

しかし、右半分は揺れていなかったので、治療方針としては、

①歯を口の中で接着する

②歯を口の外で接着して元に戻す

③割れているかけらを取り除いて、残った部分で噛《か》んでいく

という3つのうち、②と③を検討しました。

図1 a

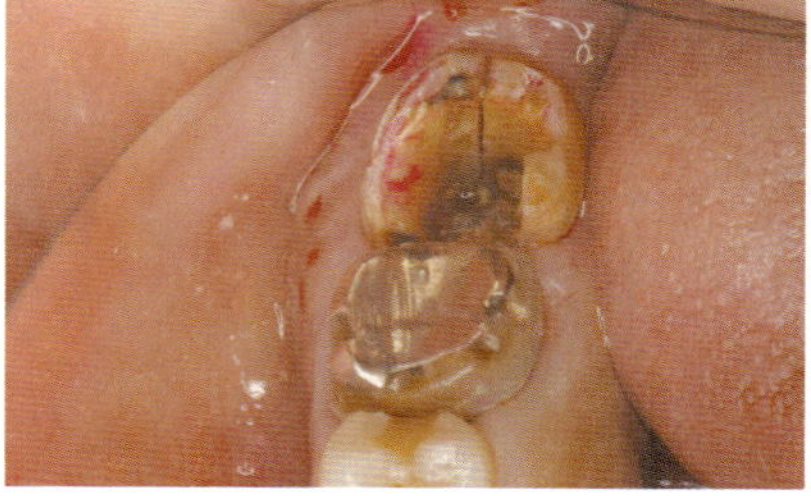

図1 b

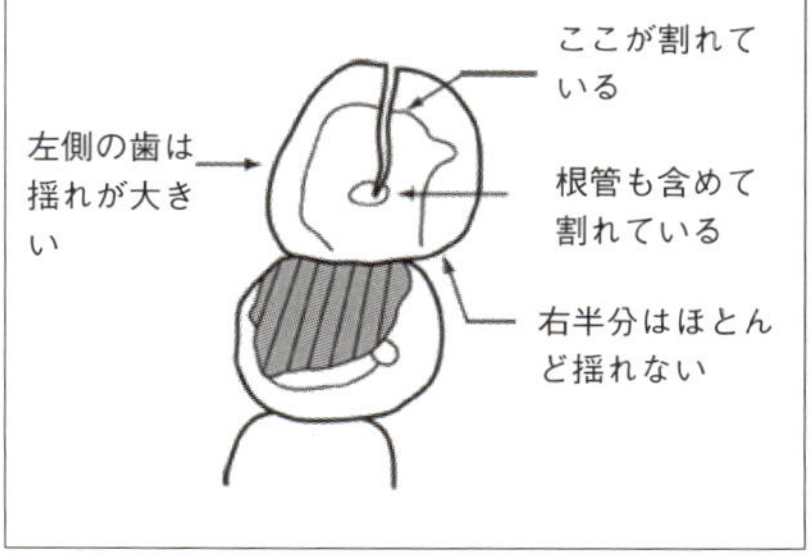
ここが割れている
左側の歯は揺れが大きい
根管も含めて割れている
右半分はほとんど揺れない

この症例では、歯が割れてから時間がたっていて、さらに大きい部分の揺れがほとんどないことから、③の「割れているかけらを取り除いて、残った部分で噛んでいく」ことにしました。

【図2】は、割れた部分を取り除き、破折面をなるべくスムーズに整えた状態です。幸い破折は、3つある根管のうちの1つ（遠心根管）を通っていただけで、残り2つの根管は無傷でした。

割れてしまった面は、汚れにくいよう、なるべくつるつるな面に仕上げて、残った根の根管治療を行うとともに、歯周病に対する治療を行います。

口の中の病気は、そのほとんどが虫歯と歯周病ですが、この2つの病気に共通することは、どちらも細菌感染症だということです。

だから、このように割れてしまった歯も、感染をなくしてあげれば使えることが多くあります。

今回は、歯の中（根管治療）と歯の外（形をつるつるに整えて歯周病治療を行う）を治療することで感染をなくし、再度感染しにくい状態をつくることを目的としています。

図２ａ

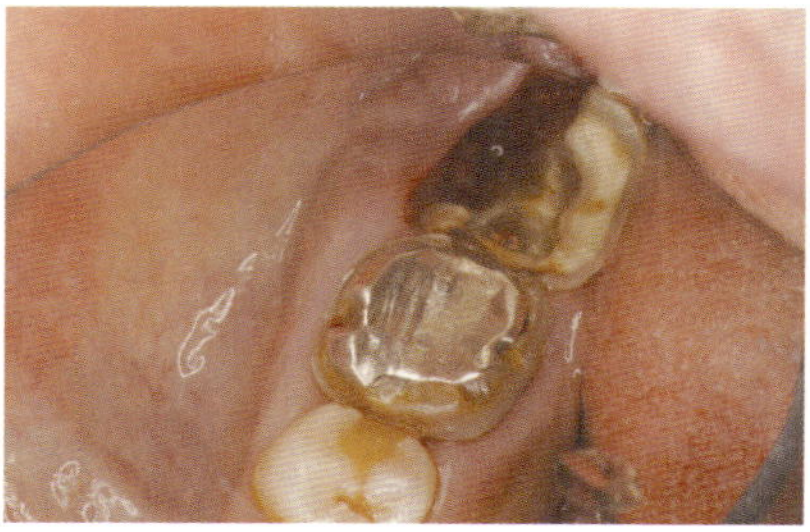

図２ｂ

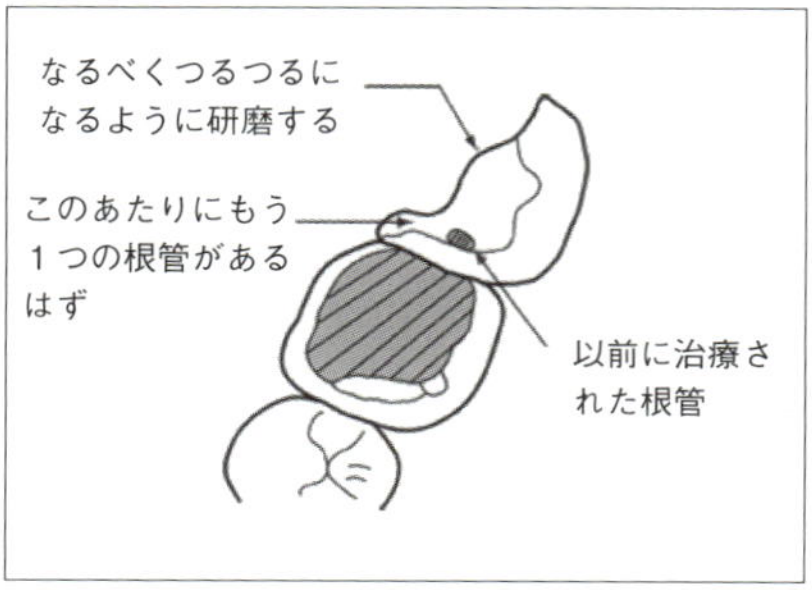
なるべくつるつるに
なるように研磨する
このあたりにもう
１つの根管がある
はず
以前に治療さ
れた根管

【図3】は、治療が終わり、金属によってなくなった部分を回復した状態です。金属の土台自体も、表面をなるべくつるつるに仕上げます。それによって、左側の歯肉の状態も、通常の歯の部分とくらべても問題のないレベルまで回復します。

左側部分の歯肉は問題ありませんが、骨はなくなっています。ここの部分の歯肉と金属はくっつくことはありません。したがって、この状態を長く維持するためには、定期的な洗浄などを行うメインテナンスが大切になります。メインテナンスによって再感染を防ぎ、炎症が生じるのを防ぐことが、歯を長く使っていく上で大切なのです。

【図4】aは、初診のときのレントゲン写真です。1番右が割れている歯ですが、レントゲンには写りにくい方向で割れています。治療前のレントゲン写真からは、それほど重症に見えにくいのが歯の破折の特徴でもあります。全体的に、ぼやけた状態で写ることが多いのです。

治療後のレントゲン写真を見るとわかりますが、近心根は2つ根管があるのですが、1つの根管だけが治療されていて、もう1つは未治療でした。

【図5】aは、根管治療が終了した状態のレントゲン写真です。3つの根管のうち、2つにしっかりと薬が入っているのがわかります。

写真右側の根を残すのは、なるべく歯根の面積を大きく残して、噛む力に対応するためでもあります。治療前とくらべると、近心根に2本、しっかりと根管充填《じゅうてん》されているのがわかります。

写真では確認できませんが、歯は実際には、【図6】のように割れていました。

割れている小さい方の破片を取り除き、しっかりしている方を残します。【図7】

図3（右：a、左：b）

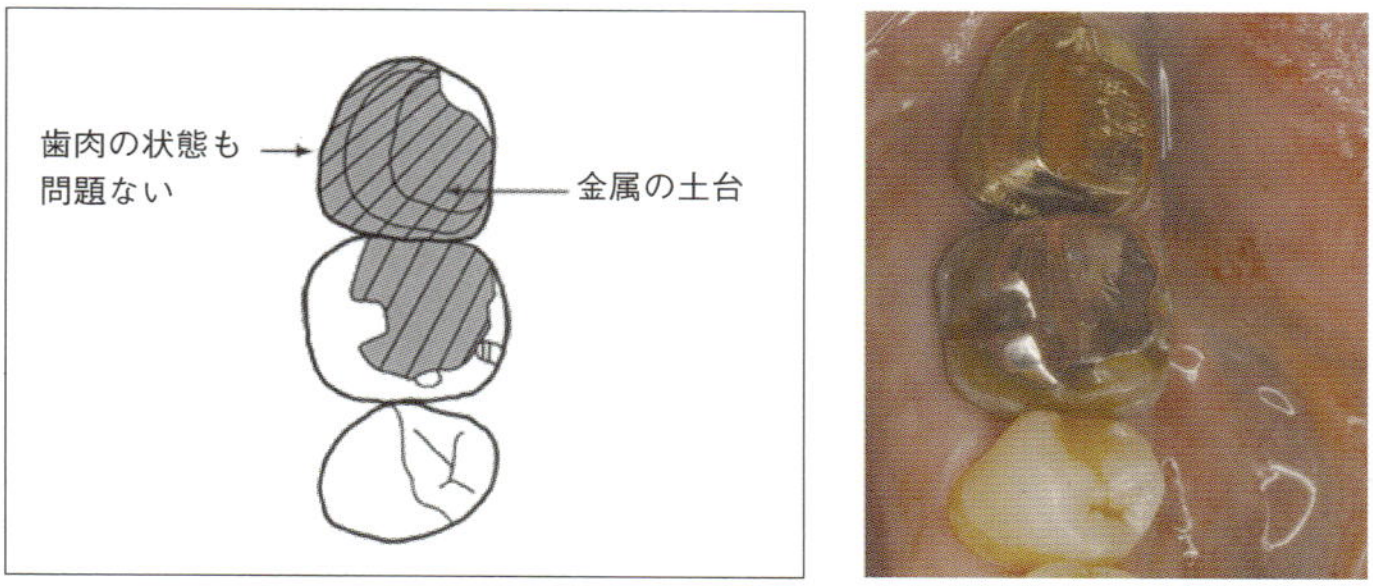

図4（右：a、左：b）

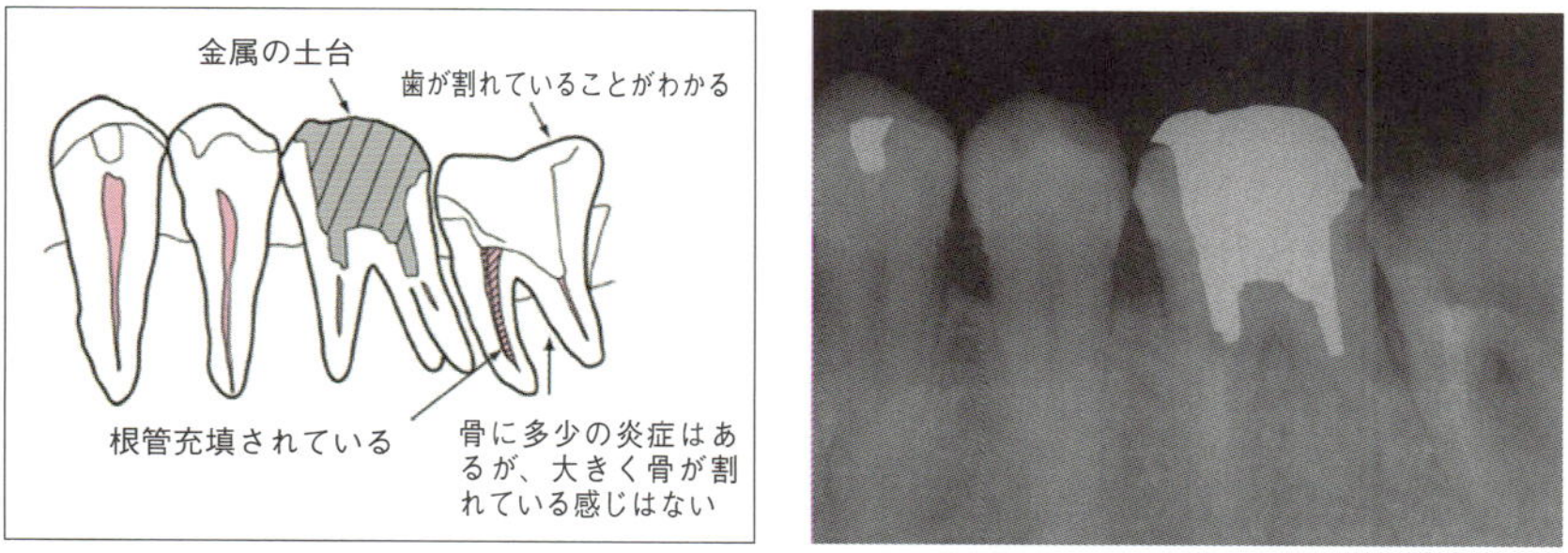

図5（右：a、左：b）

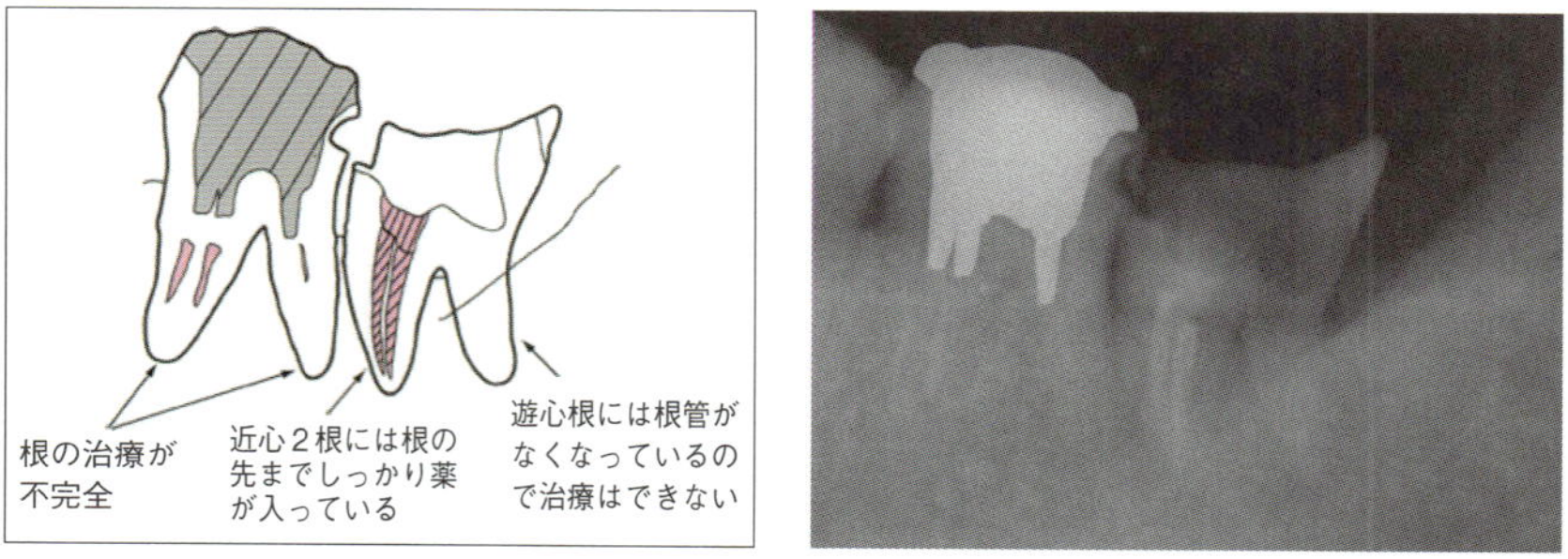

右：図6、左：図7

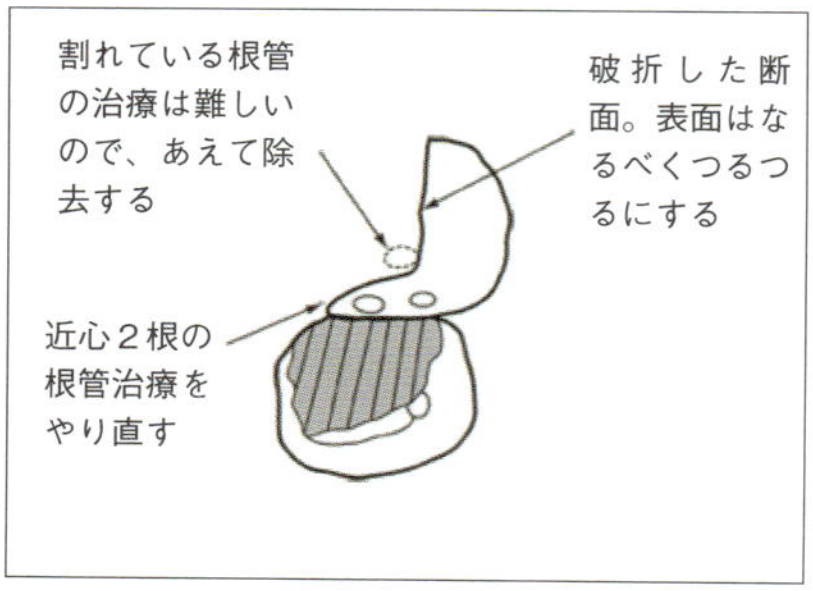

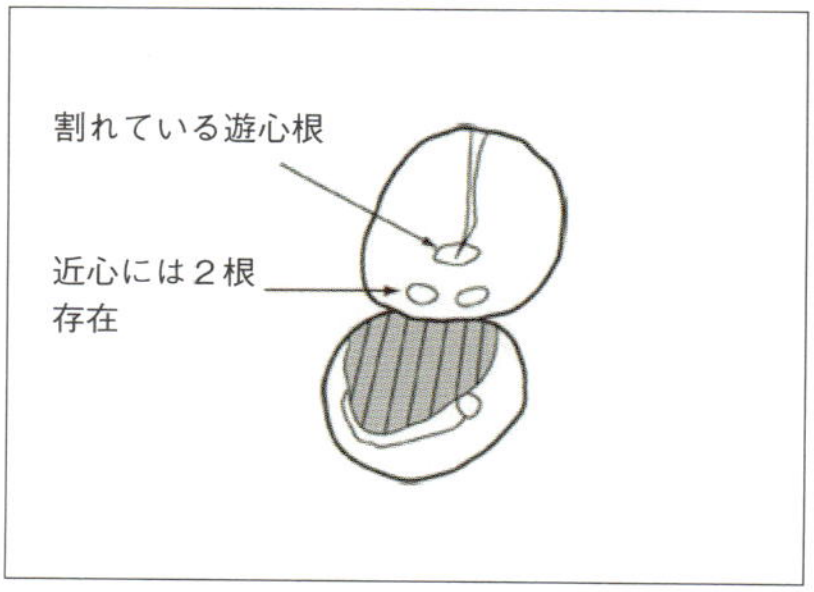

なくなった部分に、接着力の強いレジンセメントで、金属製の土台をつけます。金属は腐食するので、18K以上の金合金で行う必要があります。【図8】

　歯の中と外をしっかり治療して感染を防ぐことができれば、その歯が再度割れてしまったり、脱臼などをしない限り、寿命まで健康に使うことができます。

　また、しっかりと長く使っていくためには、歯肉の中に隠れた金属面などは、歯科衛生士などによる専門的なメインテナンスが必要になることも覚えておいていただきたいと思います。

　この患者さんの場合は、2010年5月に治療を完了しましたが、2018年2月現在も、問題なく歯を使えています。【図9】~【図11】

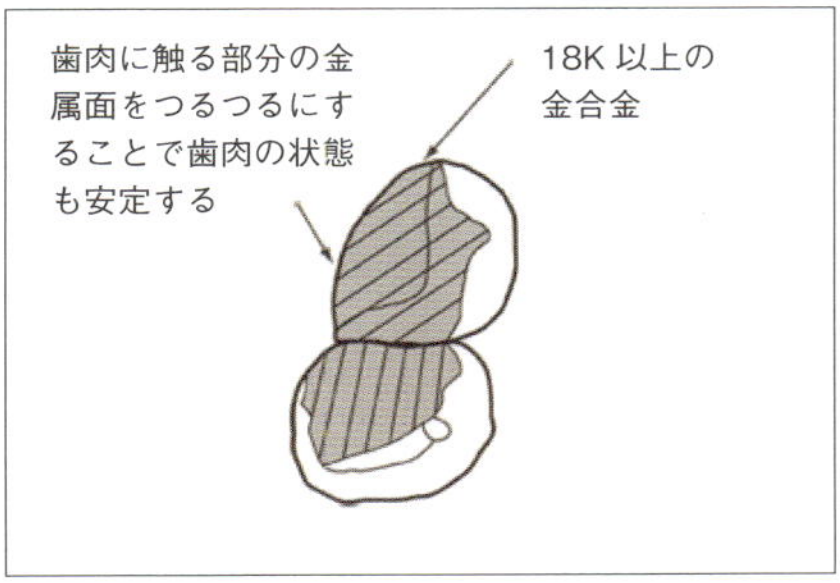

図8

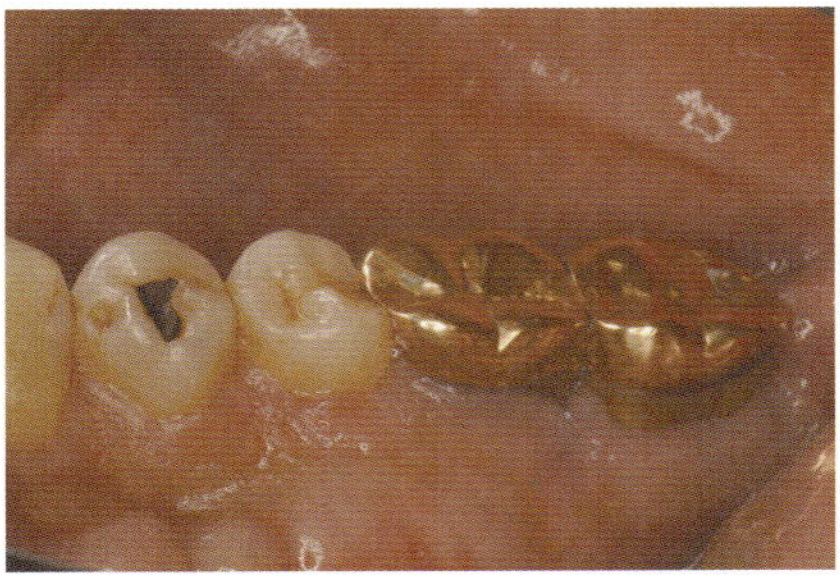
図9

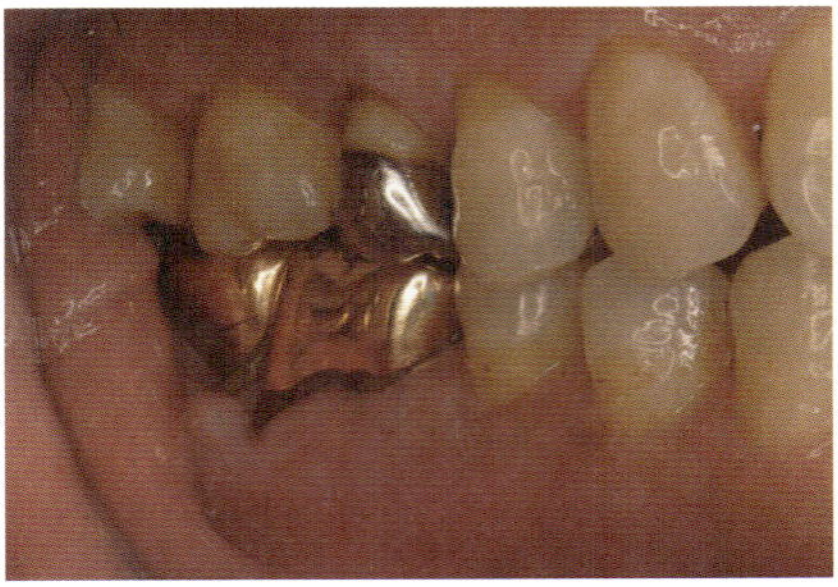
図10

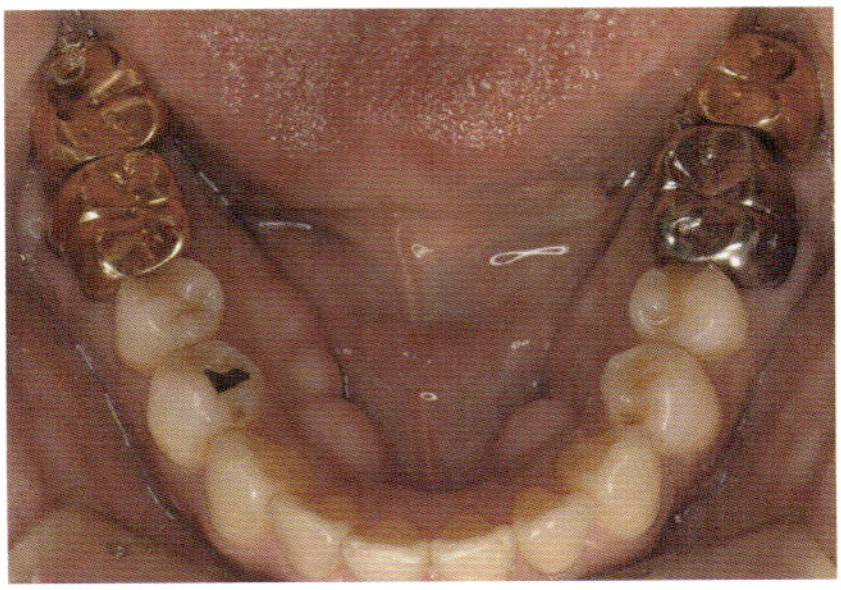
図11

第3章

知っておきたい インプラントのこと

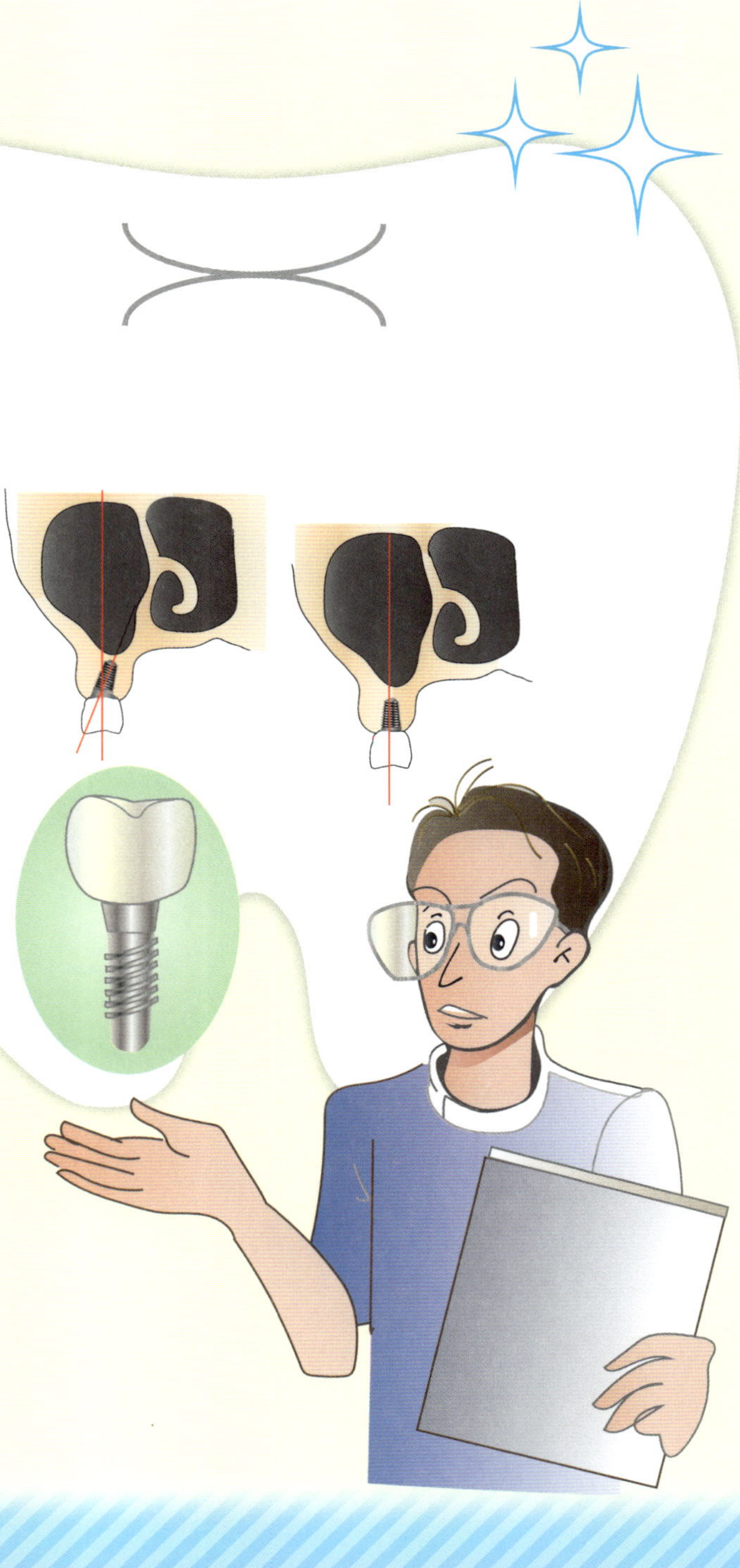

インプラントは正しい手順で！

インプラントについての私の考え方

私は、よく患者さんから、「インプラントには反対ですよね」と言われますが、なにも全面的に反対しているわけではありません。

かぶせものがだめになったり、歯が割れてしまったときには、

①歯を接着する
②歯を抜く

といった選択肢になります。また歯を抜いた場合には、

③ブリッジにする
④義歯にする
⑤インプラントにする
⑥抜けた状態をそのままにする

という選択肢しかないのが現状です。

現在、歯医者さんで選択できる治療法のうち、最終的なものといえるのがインプラントです。

ブリッジや義歯がだめになっても、インプラントには比較的、移行しやすいのですが、インプラントがだめになった場合には、再度インプラントができないこともあります。だから慎重に選択したいというのが私自身の現在の考え方なのです。

インプラント治療の手順

ではインプラントの処置はどのように進めていくのでしょうか。

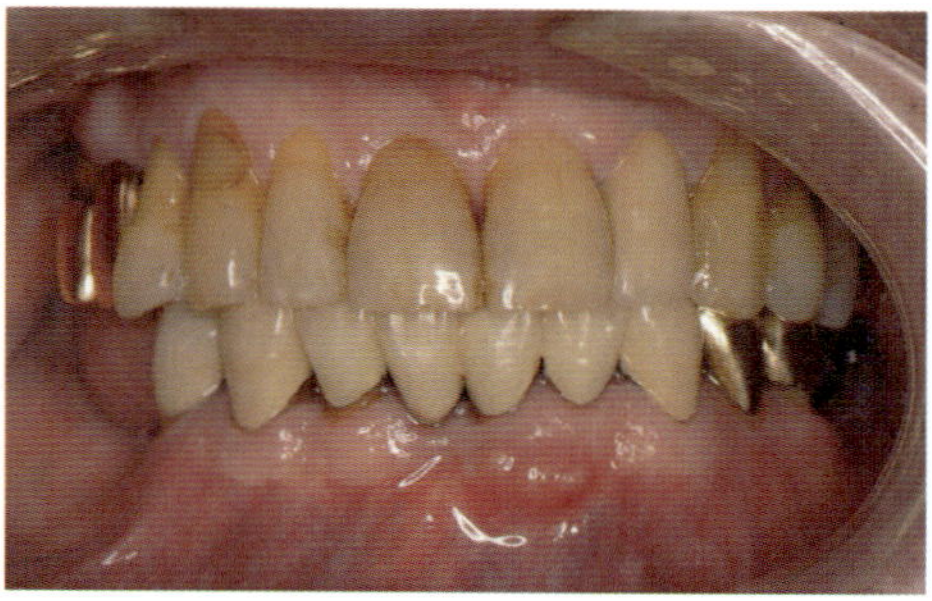

図１　インプラント施術前の口腔内

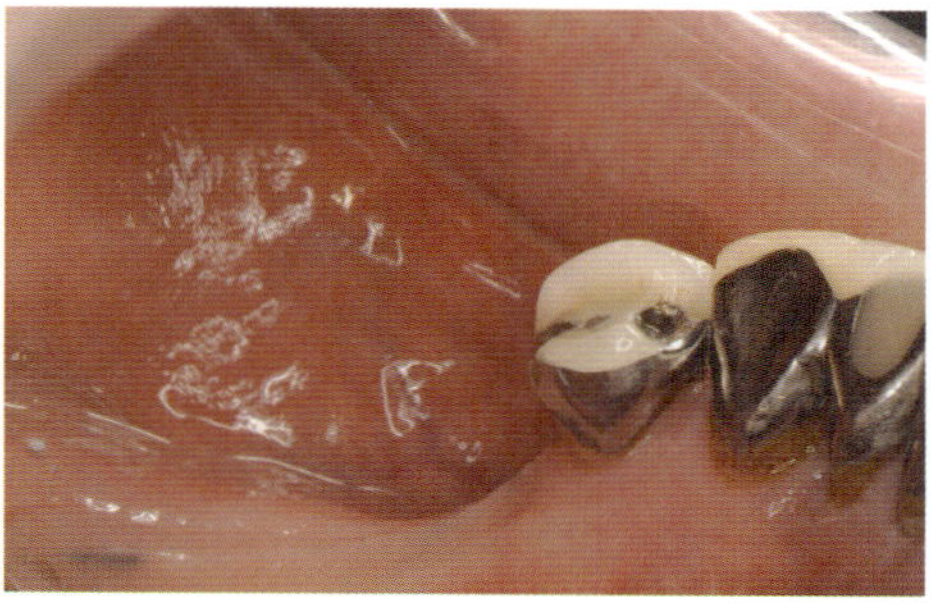

図２　施術前の口腔内（右下）

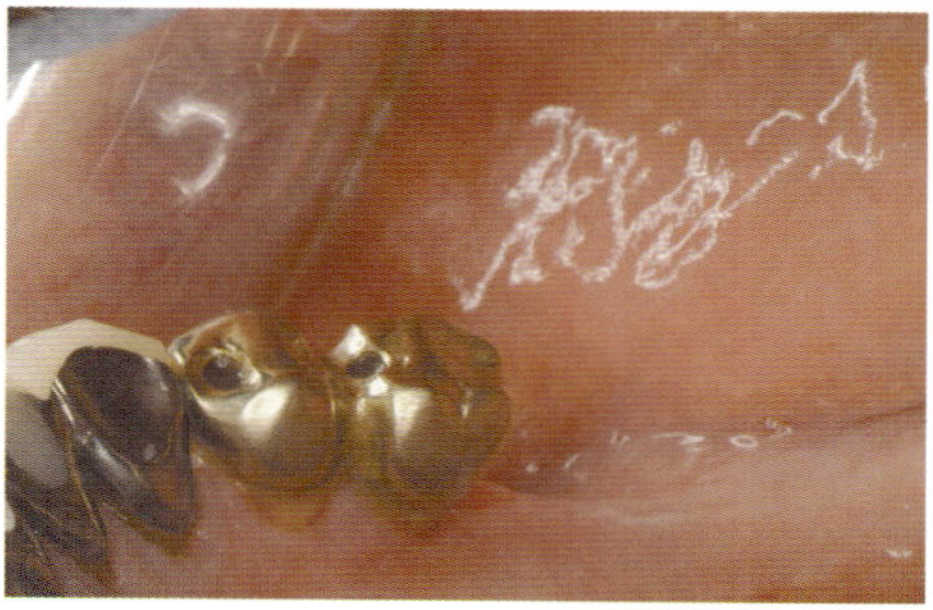

図３　施術前の口腔内（左下）

次に、その治療の流れを見ていきましょう。

【図1】は施術前の口腔内です。前歯の歯根が膿《う》んでいますが、これは先に治療しました。

【図2】は右下の口腔内、【図3】は左下の口腔内です。

この患者さんは下の義歯をつくりましたが、しゃべる機会の多いお仕事であるために、使用しないことが多い状態でした。

最後方には、すでに歯がないため、ブリッジはできません。また、義歯も不安定になりやすい症例です（両側遊離端《ゆうりたん》といいます）。

そこで患者さんと相談して、治療方針としてインプラントを考えることにしました。


まずは、より詳しい診査を行っていきます。
・口腔内の模型による診査
・CTによる骨と周囲組織の3次元的な解析
この2つを行うことで、実際にインプラントを行うことができるかどうかがわかります。

【図4】は初診時の、右下のレントゲン写真です。

数年前に右下の奥歯が割れたこともあって、骨が少しへこんでいるの

図4　初診時のレントゲン写真（右下）

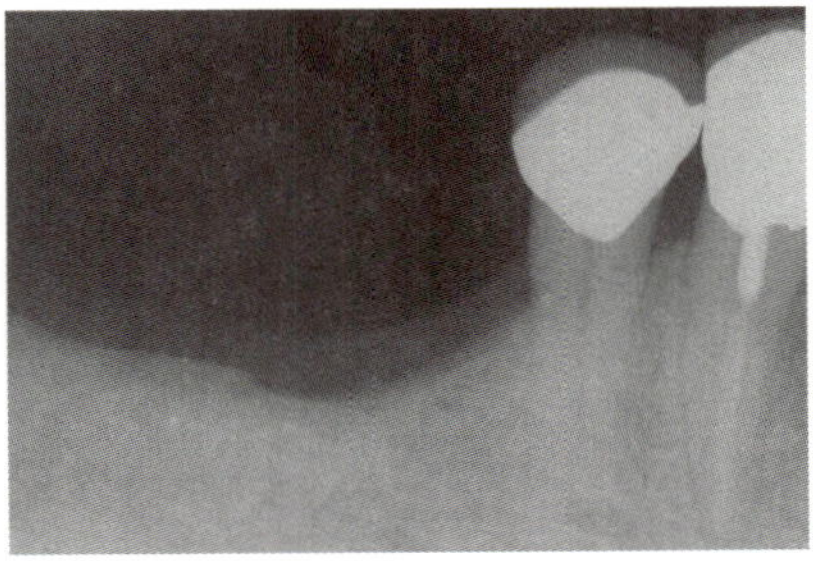

図5　初診時のレントゲン写真（左下）

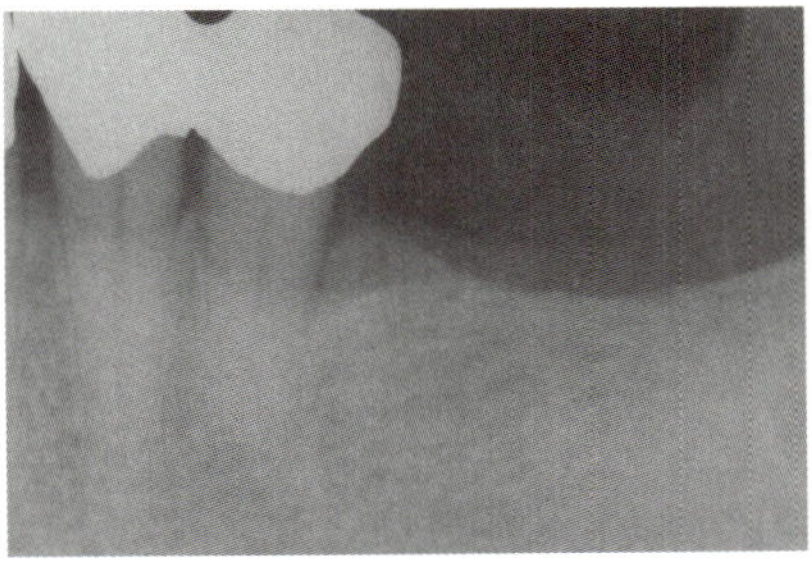

がわかります。

【図5】は左下のレントゲン写真です。こちらの方が、骨の量はありそうです。

【図6】は口腔内の模型です。このような模型を作成して、最終的に、どのようにかぶせものをしたらよいかを、調べていきます。

【図7】は右側、【図8】は左側です。

こうした作業を診断用ワックスアップといいます。この診断用ワックスアップから、CT撮影用ステントという、義歯のような道具をつくっていきます。

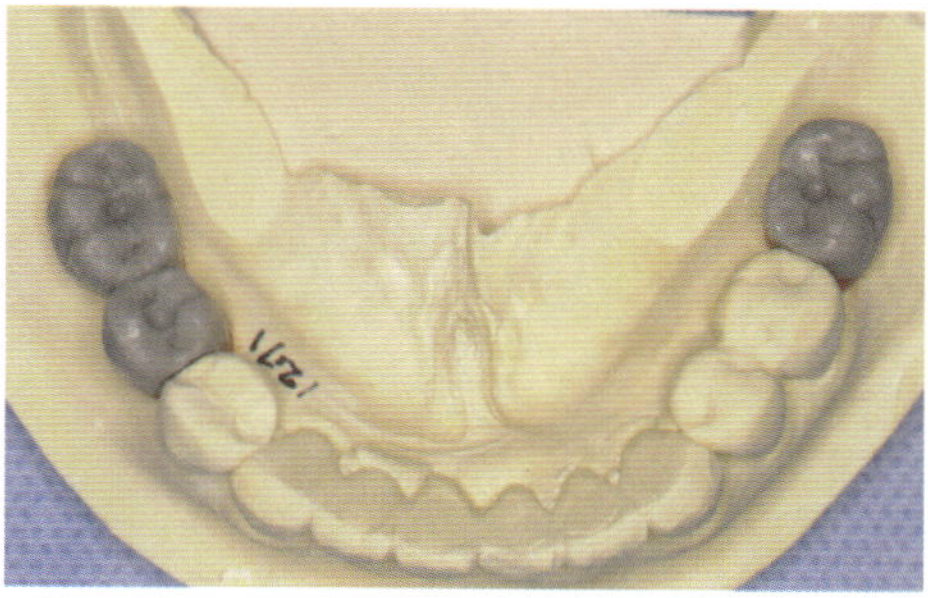

図6　口腔内の模型

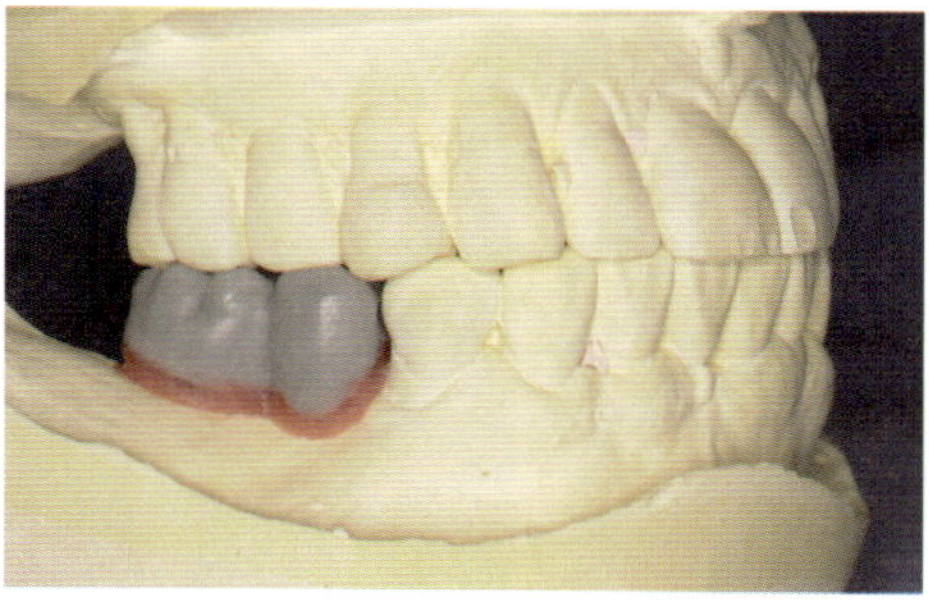

図7　口腔内の模型（右側）

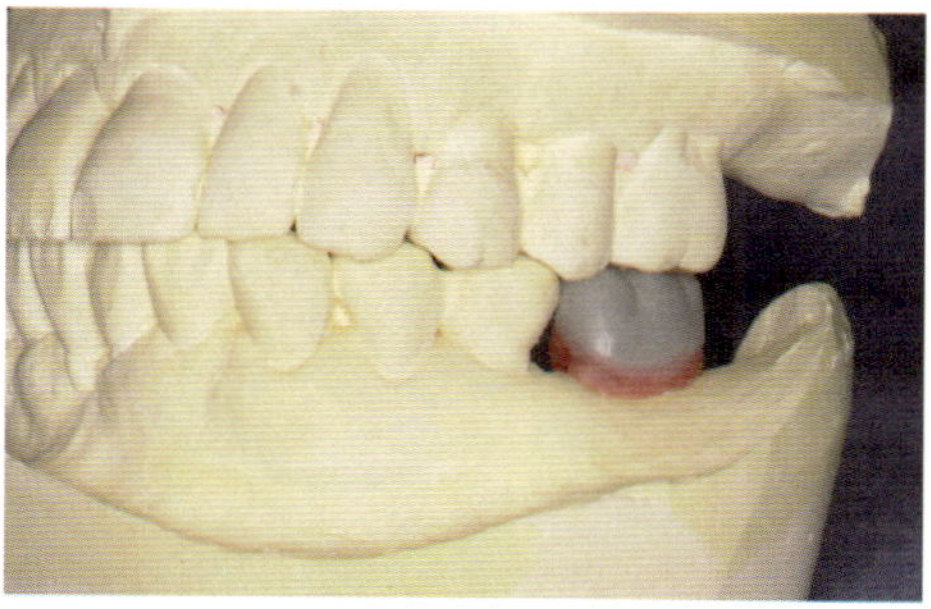

図8　口腔内の模型（左側）

インプラントを行うにあたって、こうしたいろいろな診査や手続きを行っていくのは、大変だと思われるかもしれません。けれども、インプラントを長い期間にわたって口腔内で機能させるためには、さまざまな要因を検討し、慎重を期すことが必要なのです。

【図9】はCT撮影用のステントです。

これをはめてCTを撮影してもらうことで、最終的なかぶせものに対して、どのような方向でインプラントを埋入《まいにゅう》すればよいのかが判断できます。

次はCT撮影用のステントをつけたところ。【図10】が右側で、【図11】が左側です。

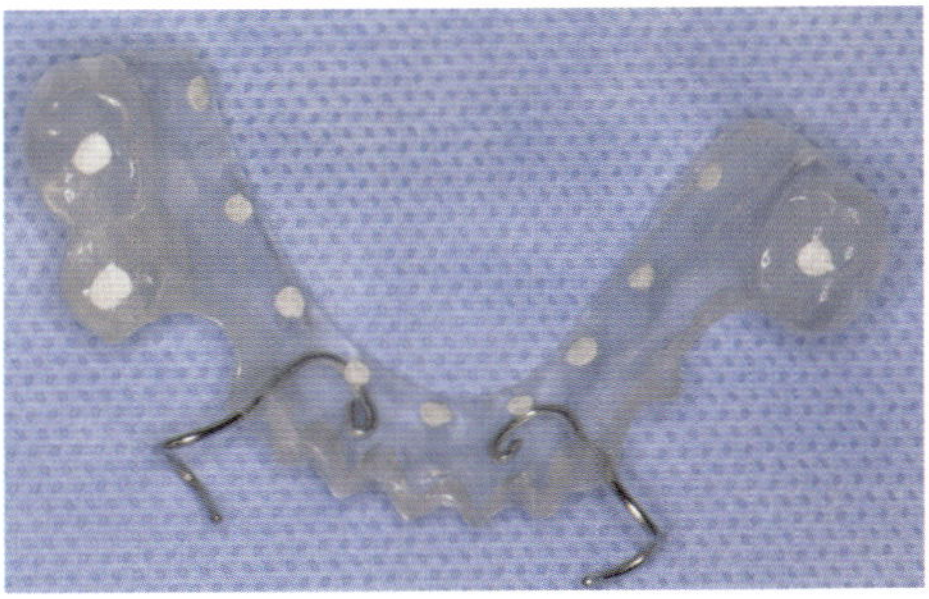

図9　ＣＴ撮影用のステント

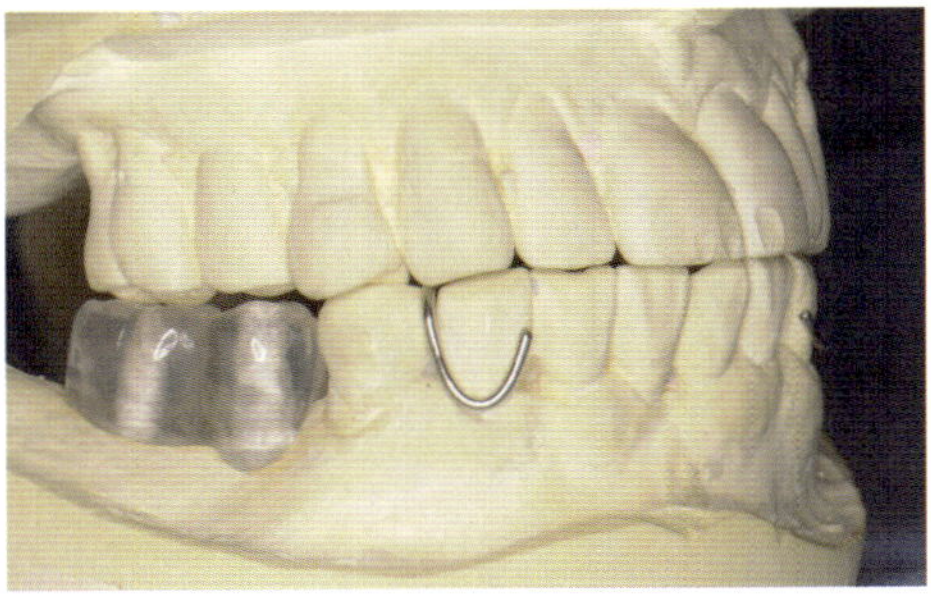

図10　ステントをつけたところ（右側）

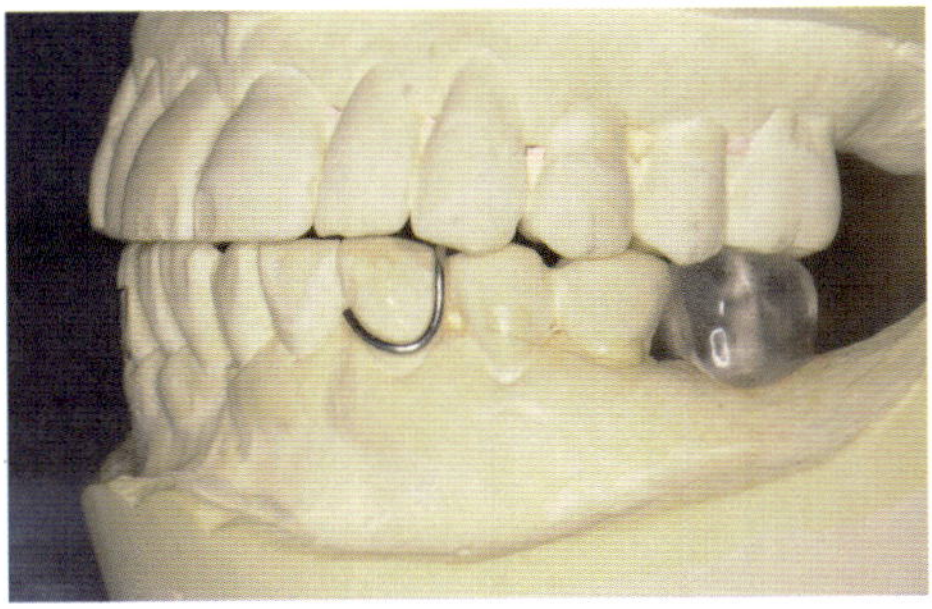

図11　ステントをつけたところ（左側）

【図12】はCT撮影用のステントをつけてから、CTで撮影した画像です。これは両側。【図13】が右側、【図14】が左側です。

このような状態で、CT画像をパソコンであらゆる角度から診査することができます。

また、診断用ワックスアップから想定した最終的なかぶせものの位置に対して、どのような方向と深さにインプラント体を埋入するのかが決定できます。

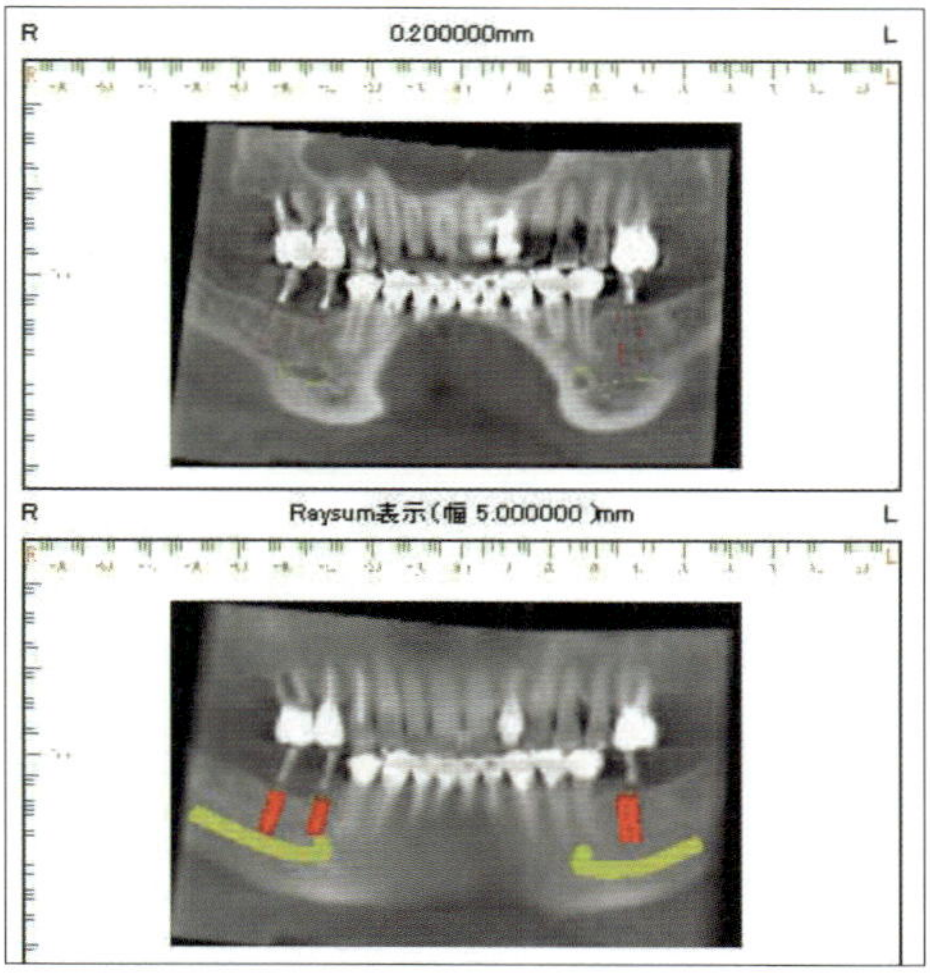

図12　ステントをつけたCT画像（両側）

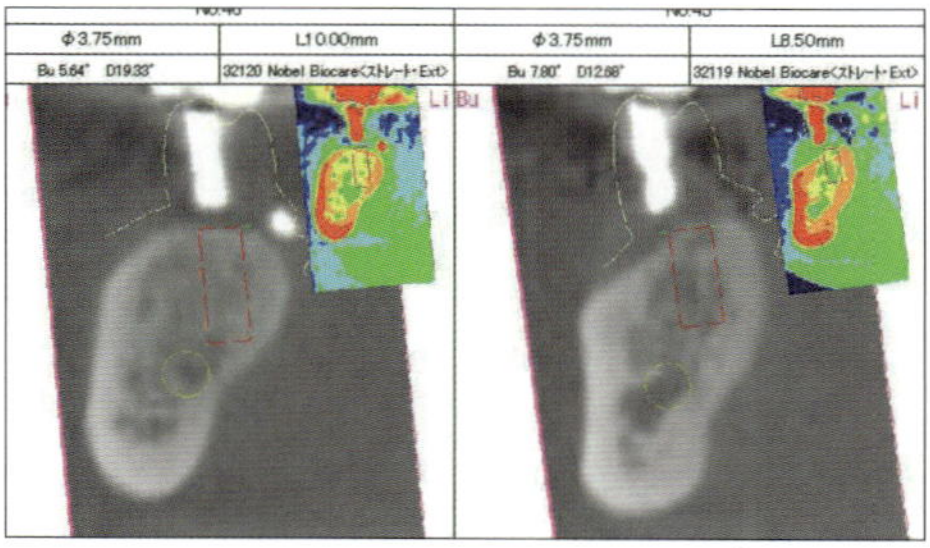

図13　ステントをつけたCT画像（右側）

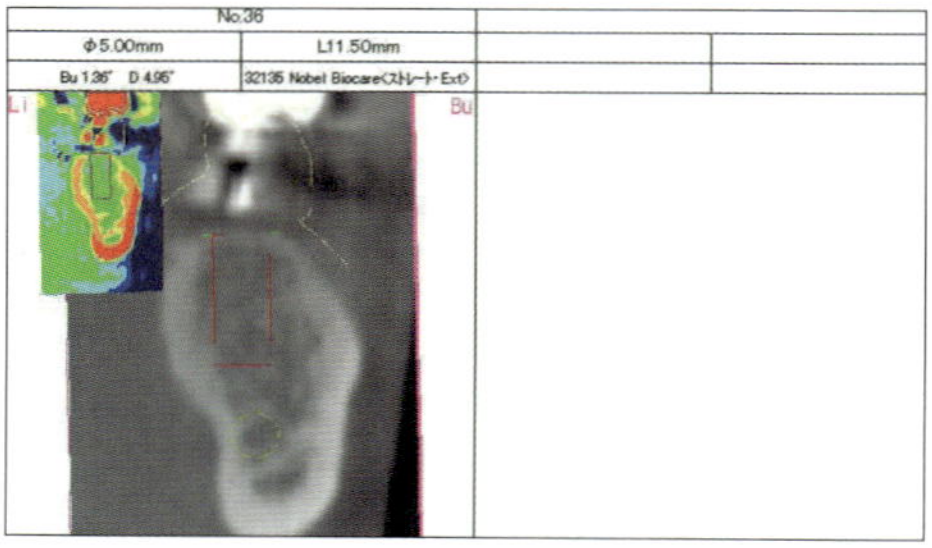

図14　ステントをつけたCT画像（左側）

このCTによる診断結果を基にして、手術のときに使用するサージカルガイドを作成していきます。

【図15】の左側にあるのが「サージカルガイド」で、右側はインプラントの埋入に使用する「ドリル」です。このサージカルガイドを患者さんに装着することで、インプラントを埋入する方向が、術前の計画通りに誘導されます。そして、ドリルによって埋入する深さを確認しながら手術していきます。

こうした手順を踏むことで、神経を傷つける危険性を、極力減らすことができます。

そして、インプラントを長く使ってもらうために適した埋入の方向や、インプラント体の長さを選択することができるのです。

次の写真はインプラントの1次手術が終了する前と後のレントゲン写真です。

【図16】が右側の術前、【図17】は術後です。

【図18】が左側の術前、【図19】は術後です。

インプラント埋入手術（1次手術）が予定通り終わったので、下顎《かがく》の場合は、ここから3か月間、骨とインプラントがつくのを待ちます。

その後、今度は2次手術を行います。これはインプラントに、歯になる部分（上部構造物）をつくるための処置になります。

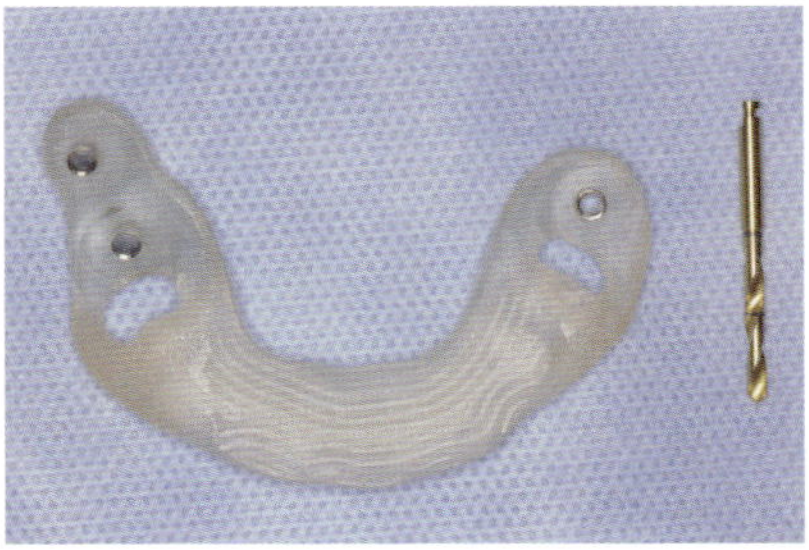

図 15　サージカルガイド（左）とドリル（右）

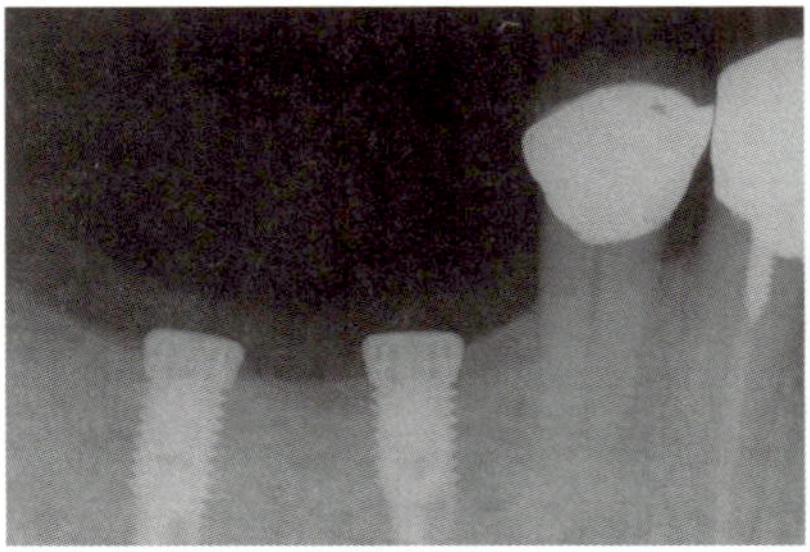

図 17　右側のレントゲン写真（手術後）

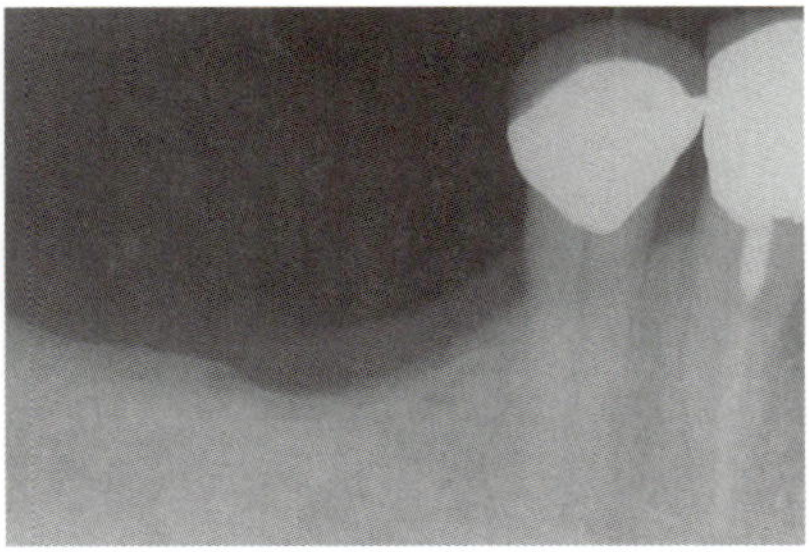

図 16　右側のレントゲン写真（手術前）

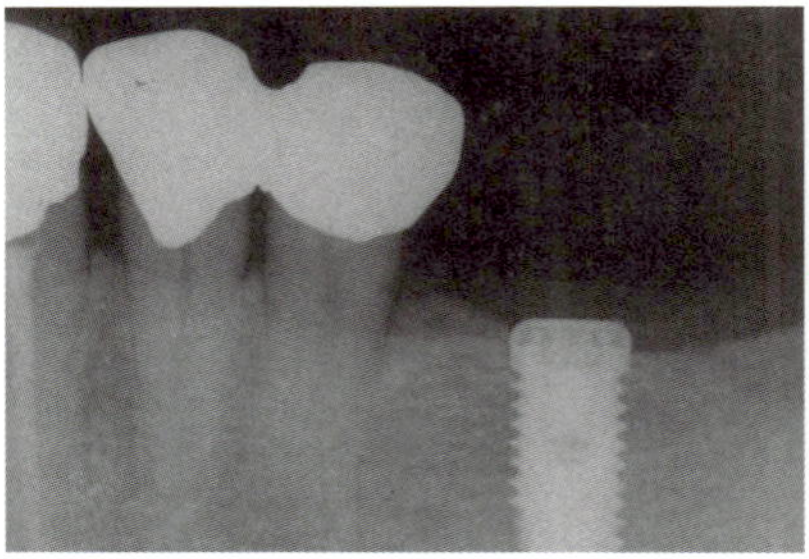

図 19　左側のレントゲン写真（手術後）

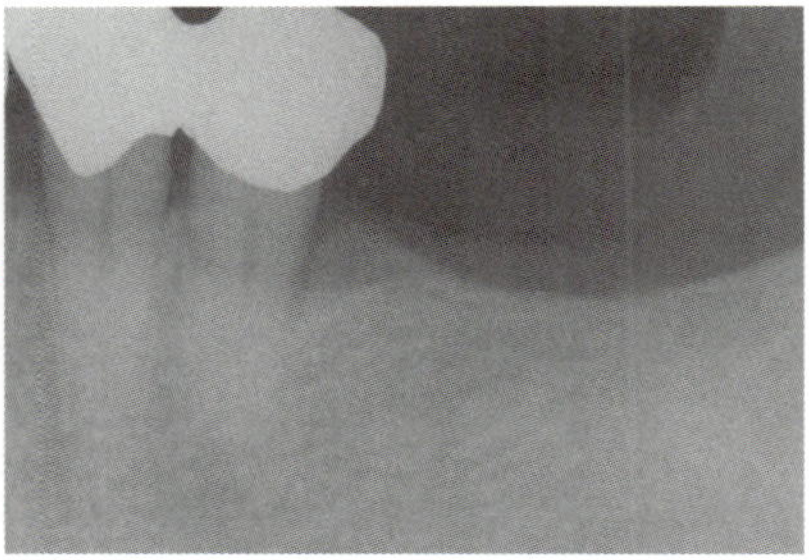

図 18　左側のレントゲン写真（手術前）

【図20】は2次手術直後のレントゲン写真で、左側のインプラントです。

歯肉を貫通させるヒーリングアバットメントと、インプラント体の適合を確認するとともに、骨とインプラントの結合に問題がないかもチェックします。

レントゲン写真ではインプラントの先端が写っていませんが、これはフィルムをスキャナーで読み込むために端が切れたもので、実際のフィルムではきちんと確認しています。

【図21】は右側のインプラント。こちらも問題はないと思います。

【図22】は2次手術の1週間後です。インプラントの位置が口の中から見えるようになりました。

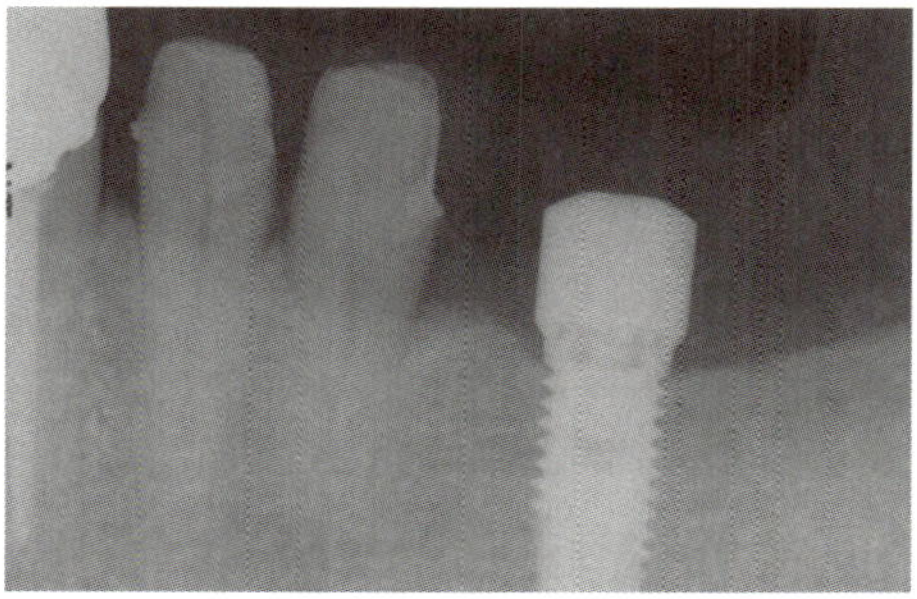

図20　２次手術の直後（左側）

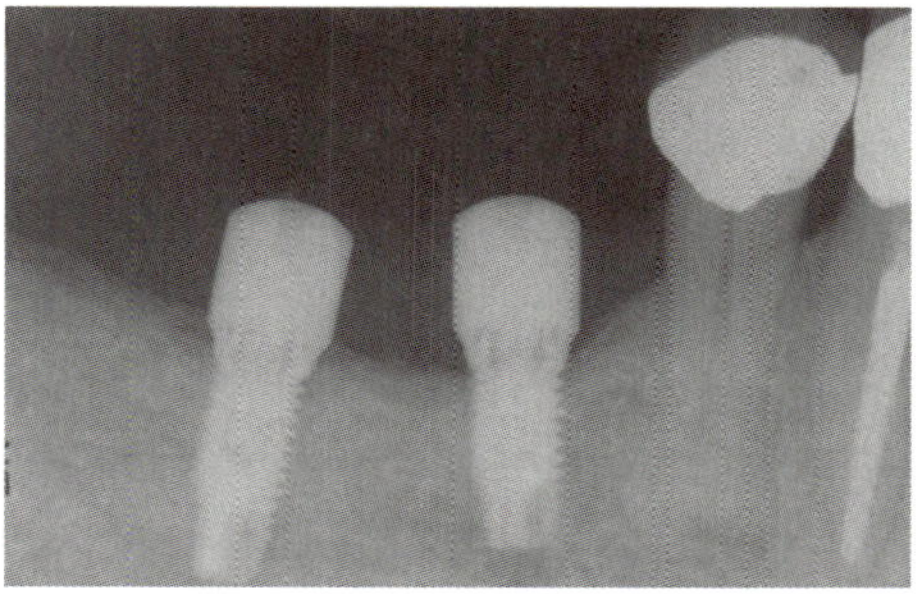

図21　２次手術の直後（右側）

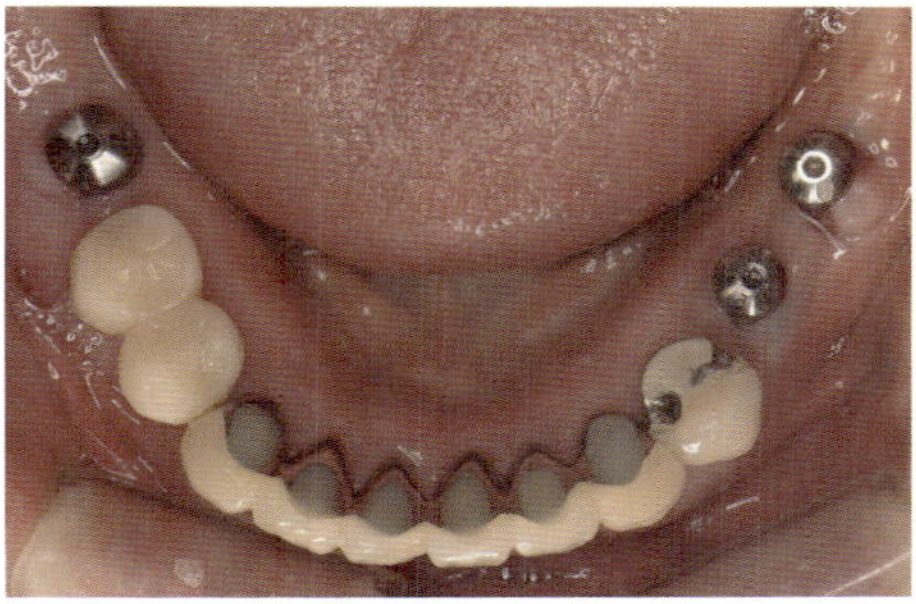

図22　２次手術の１週間後

歯肉の中に完全に隠れていたインプラントに、歯になる部分をつくるため、歯肉を貫通させて、歯肉の形を整える処置になります。

【図23】は左側のインプラント、【図24】は右側のインプラントです。この状態から約1か月間、インプラント周囲の歯肉の形が整うのを待ってから、型を取って仮歯を入れていきます。

この仮歯で、「食べて、話して、笑う」ことに不自由がないかなどをチェックするとともに、微調整を行って、最終的な歯の形などを決めていきます。

【図25】は仮歯が入った状態です。

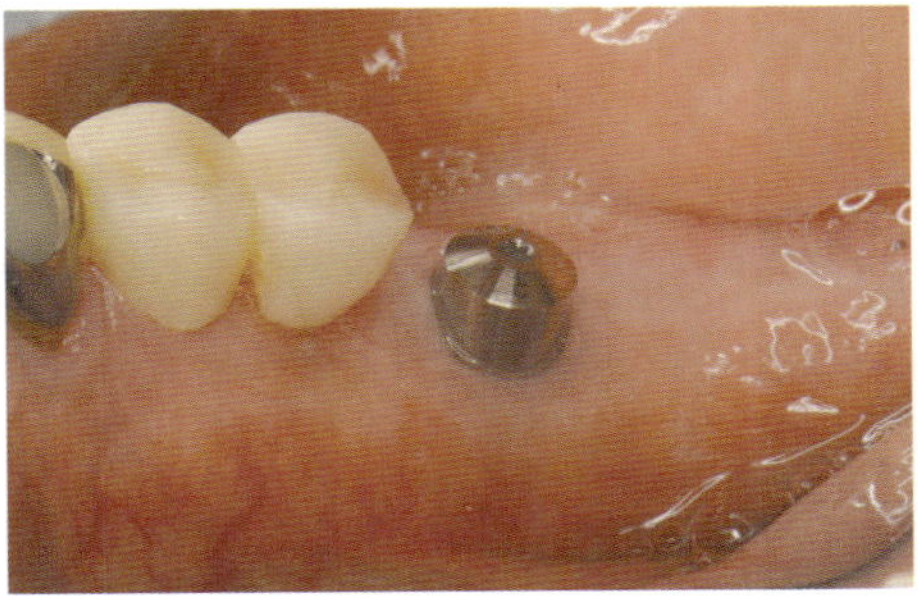

図23　2次手術の1週間後（左側）

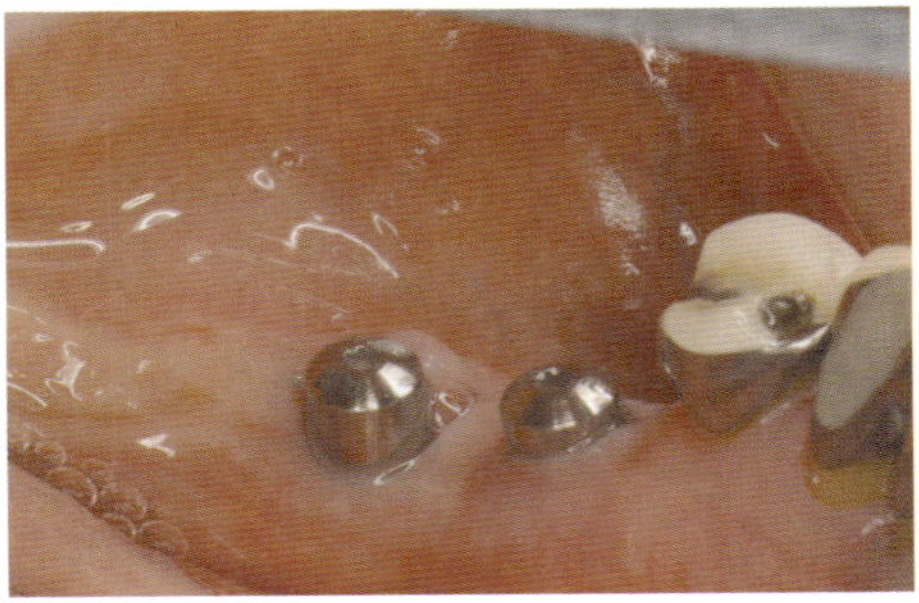

図24　2次手術の1週間後（右側）

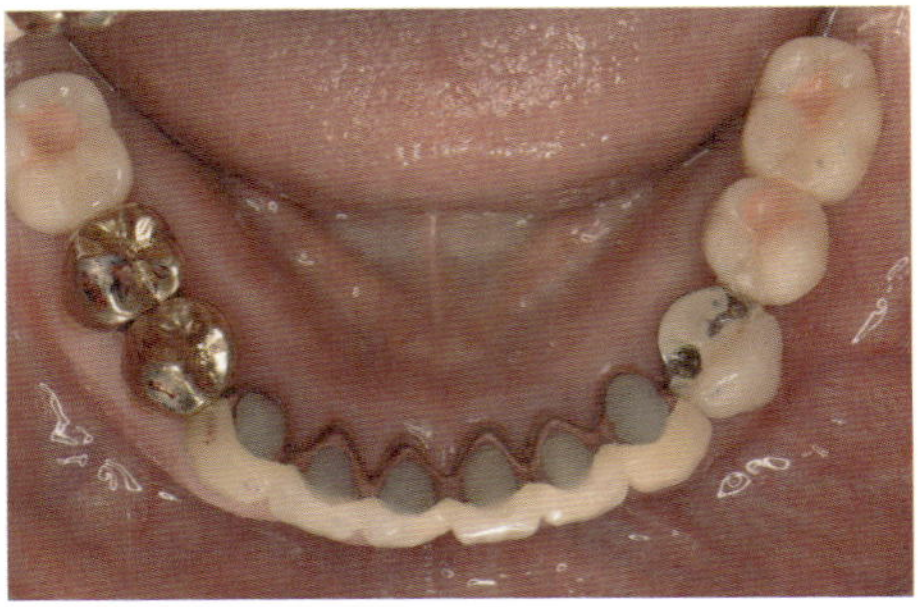

図25　仮歯が入った状態

【図26】【図27】は仮歯が入った状態の左側のインプラント。

【図28】【図29】は同じく仮歯が入った状態の右側のインプラントです。

私はインプラント専門医ではありませんが、このブローネマルクインプラントのように処置方法が確立しているものは、その通りに行えば、しっかりとした処置が、ほぼ間違いなくできるような時代になりました。

その上で、私たちの医院では、インプラントに習熟した口腔外科の先生などと一緒に手術チームを組んで治療にあたっています。

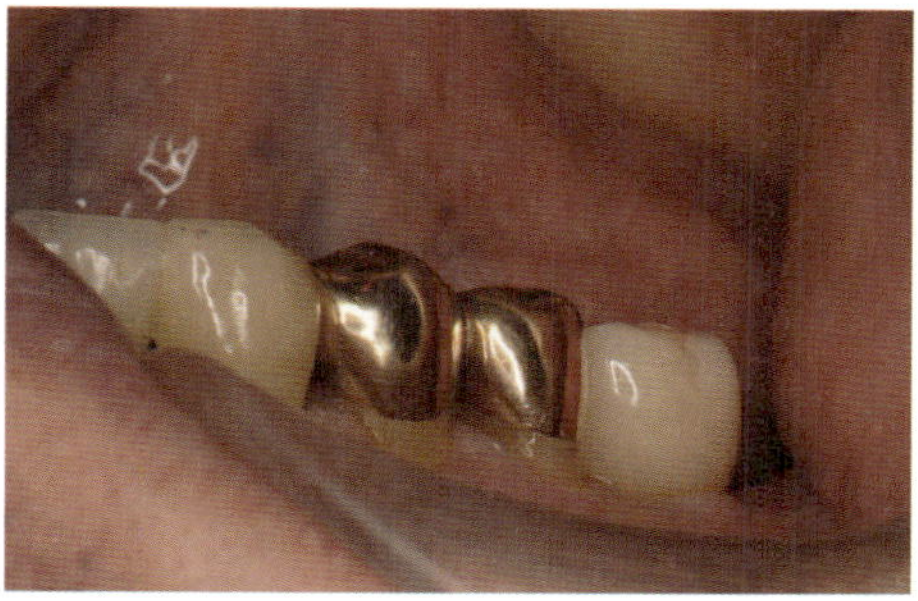

図26　左側のインプラント

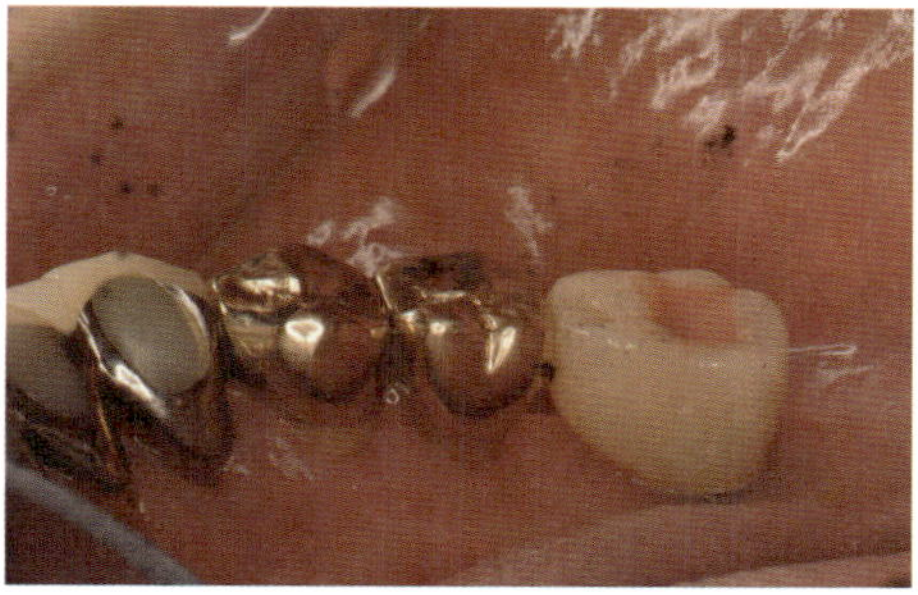

図27　左側のインプラント

人間の行うことですので、医療行為が成功率100%になることはありませんが、極限まで、それに近づける努力はしています。

そして、やはり歯を残す治療は、このようなインプラントの治療以上に大切だと、私は思っています。なぜなら、虫歯と歯周病を予防できれば、「歯の詰めものやかぶせもの」「ブリッジや入れ歯」「インプラント」などの人工物はいらないからです。

しっかりと予防についての意識を持っていただきたいと思っています。

【図30】インプラントの最終的な上部構造ができあがってきました。

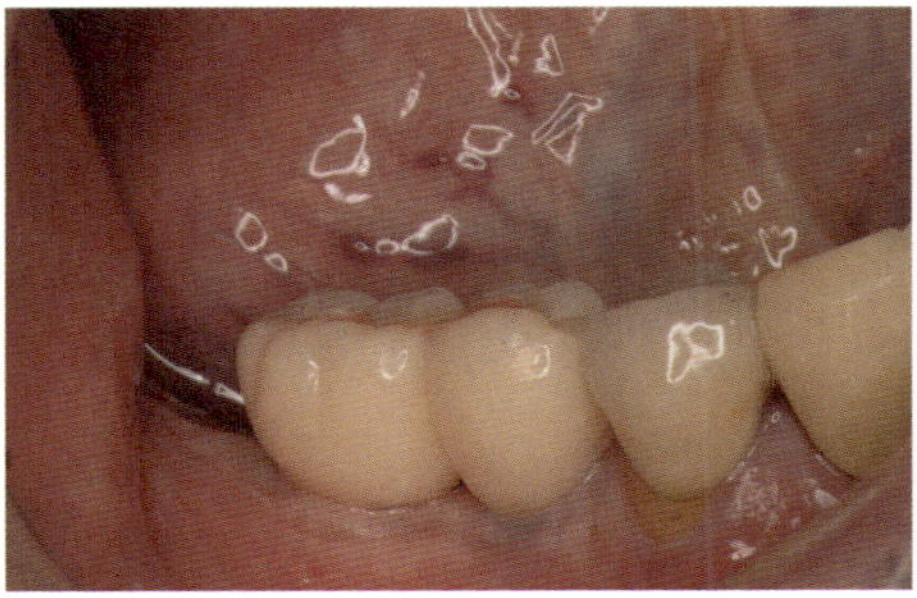

図28　右側のインプラント

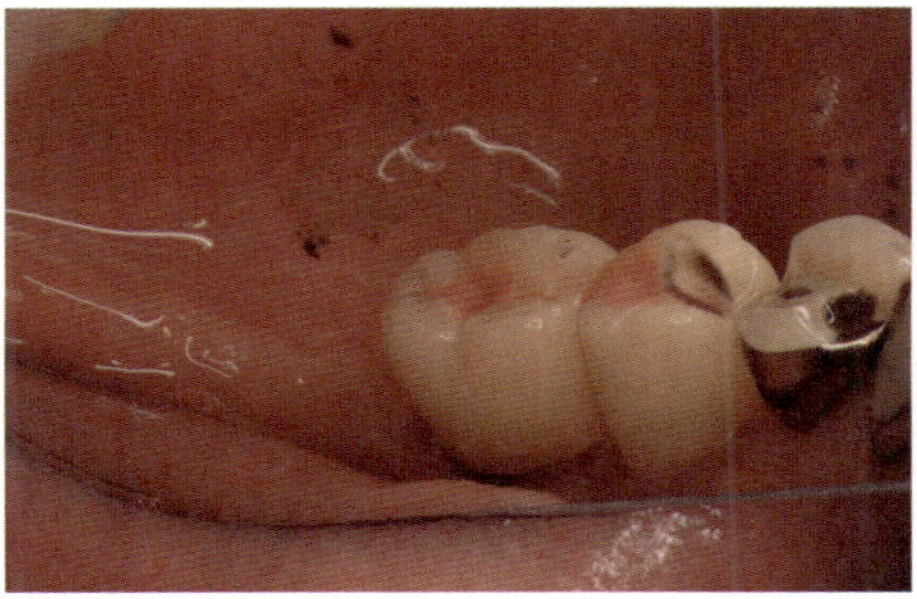

図29　右側のインプラント

初めの診断で予想した形態（診断用ワックスアップ時の模型）である【図31】とくらべても、ほとんど変化のないことがわかると思います。

20年ほど前に私が大学を卒業した頃は、まだＣＴなどの普及率も低く、ＣＴ画像を分析する技術も一般的ではありませんでした。しかし現在では、ＣＴのデータから最終的なかぶせものの位置を決定し、最適な位置にインプラントを埋入する技術が確立していることがわかると思います。しかしながら、一部の歯医者さんでは、この診断用ワックスアップなどの基本的な過程を飛ばして手術してしまうために、のちのち、いろいろなトラブルが増えているのも現実です。

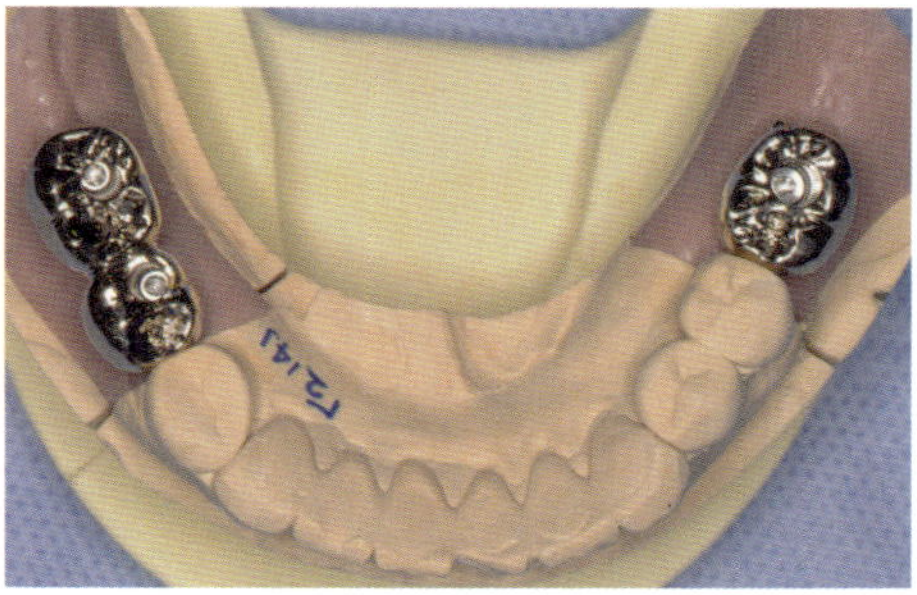
図30　最終的な上部構造

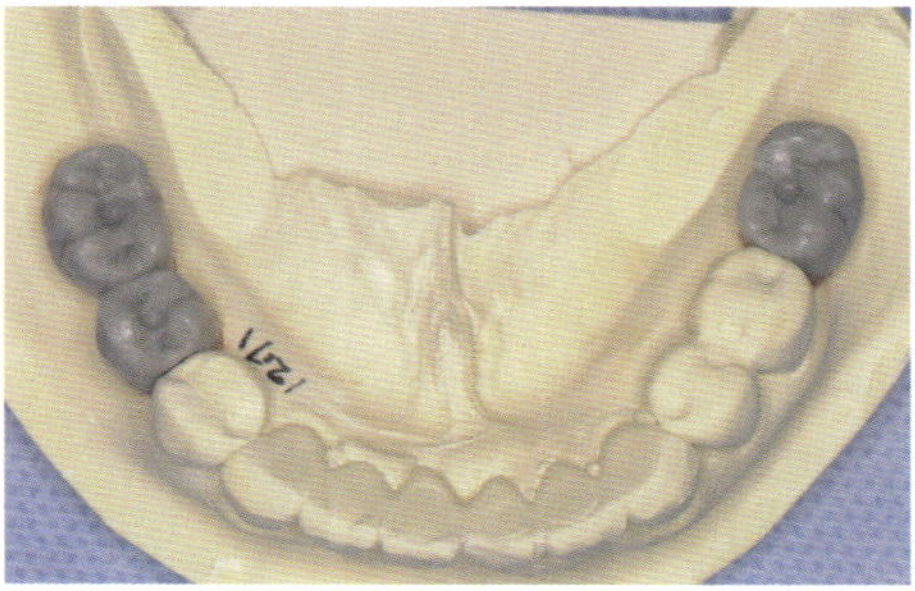
図31　初めの診断で予想した形態

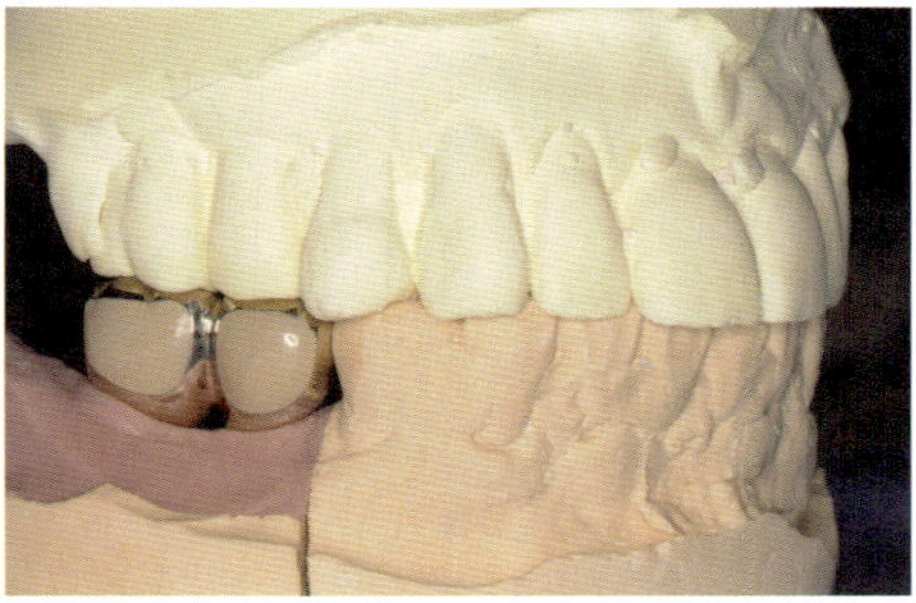
図32　最終的な上部構造（右側）

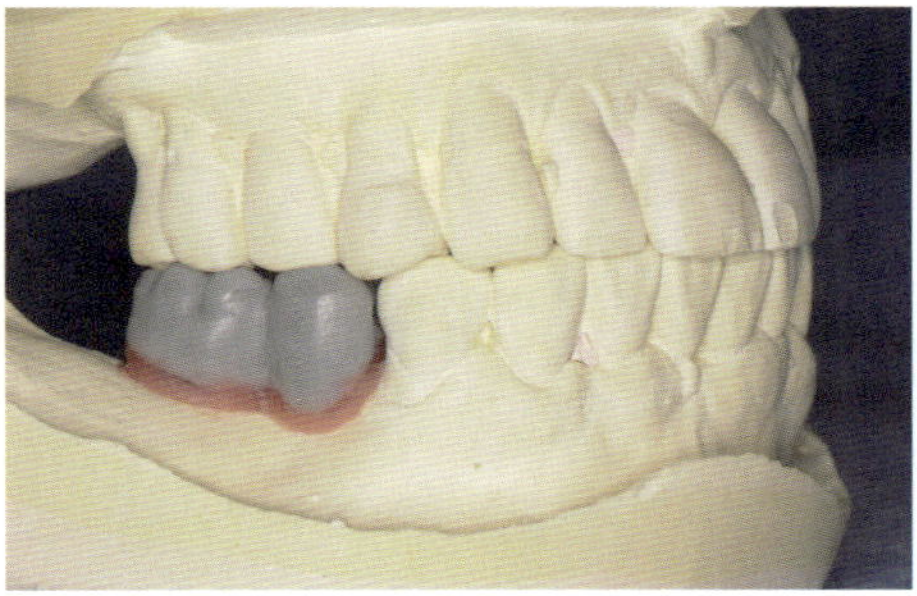

図 33　初めの診断で予想した形態（右側）

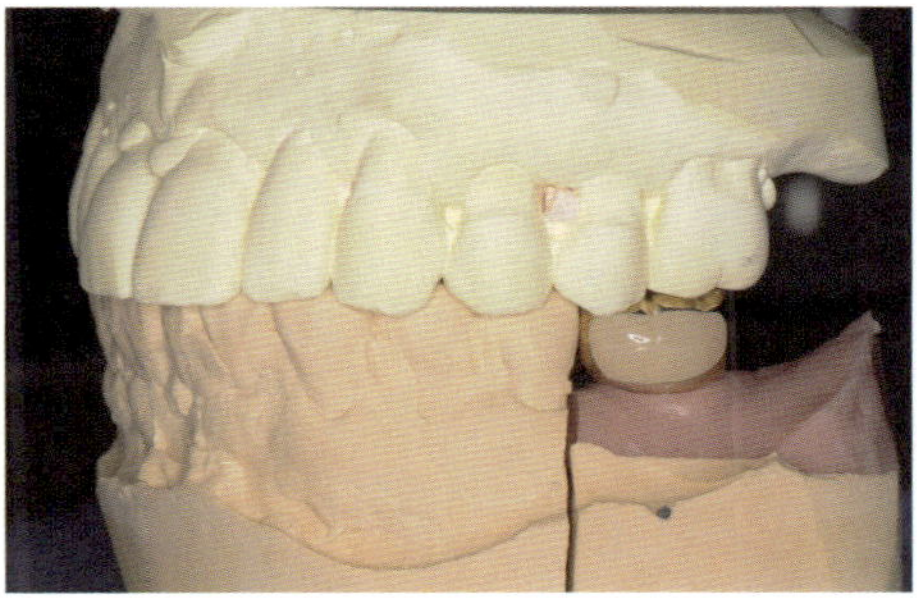

図 34　最終的な上部構造（左側）

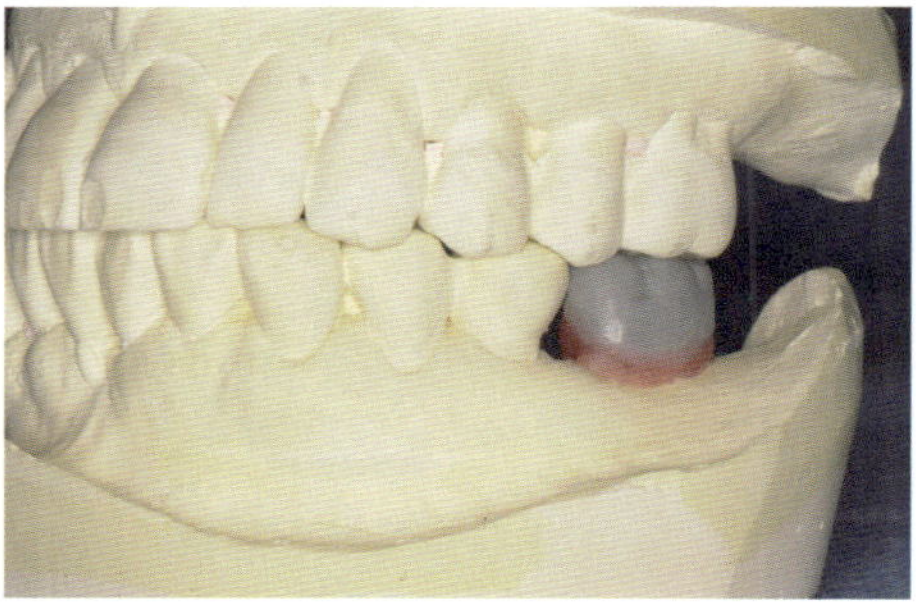

図 35　初めの診断で予想した形態（左側）

【図32】【図33】は右側を比較したもの。【図34】【図35】は左側を比較したものです。

このようにして見直してみると、かなりの精度で治療計画を再現できていると思います。

私のように、インプラントを専門にしていない、専門外の一般的な歯科医師でも、ここまでの治療が可能なシステムができあがっているということは、患者さんにとっても、とても良いことですね。しかしそれでも、インプラントを処置している、多くの歯医者さんの中には、問題をたくさんおこしているところもあるようです。

なんでもそうですが、方法や材料はあるのに、それを使う人によって良くも悪くもなるものです。患者さんには、担当の医師や歯科衛生士としっかり相談して、ご自身にとってベストな治療方法を検討していただければと思います。

治療前と治療後を比較してみました。【図36】は治療前、【図39】は治療後です。

上の歯の比較です。【図37】は治療前、【図40】は治療後。

下の歯の比較です。【図38】は治療前、【図41】は治療後。

上の歯は、今回、特に大きな治療はなかったので、変化はありませんね。

下の歯は全体的にやり直すことになったので、歯の数が増えて、かぶせものの感じが変わりま

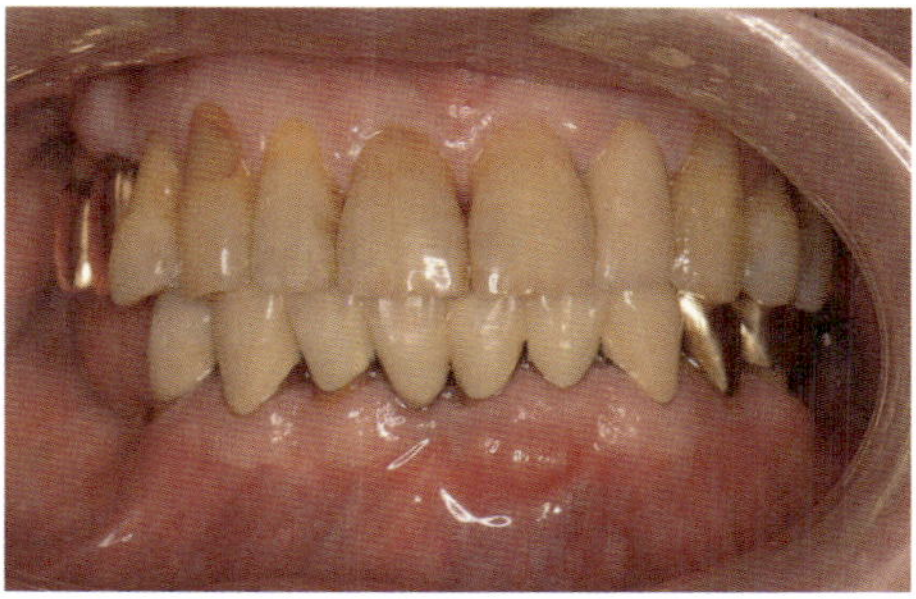

図 36　治療前

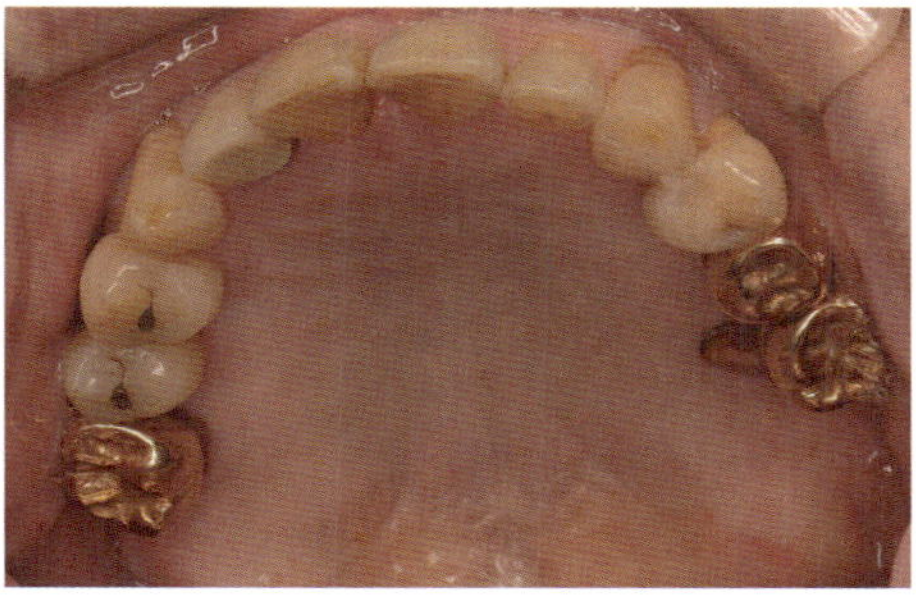

図 37　治療前（上の歯）

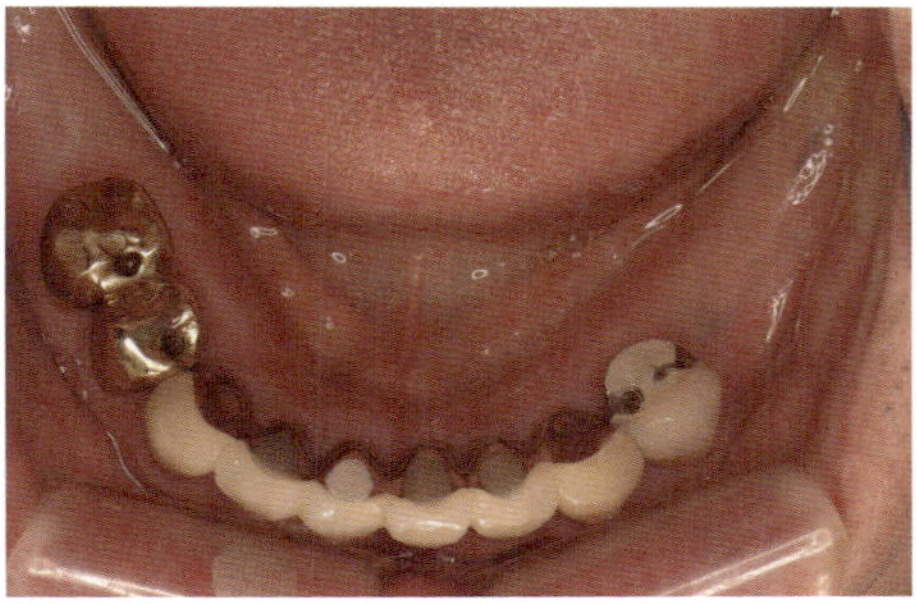

図 38　治療前（下の歯）

した。患者さんの噛《か》む力が強いので、強く噛む部分には金属を用いました。

インプラントも順調で、経過は良好、4年経過となっています。この症例は2011年2月に治療を完了し、2015年10月に患者さんが亡くなるまで、しっかりと使っていただけました。

いろいろな症例をまとめていると、治療計画の大切さが強く実感できます。

歯科では、悪性腫瘍などを除いて、虫歯や歯周病で現在選択できるほぼすべての治療方法は、その初期段階での治療計画の適応を間違わなければ、どんな治療方法でも、かなりの患者さんが満足を得られるのではないかと思っています。

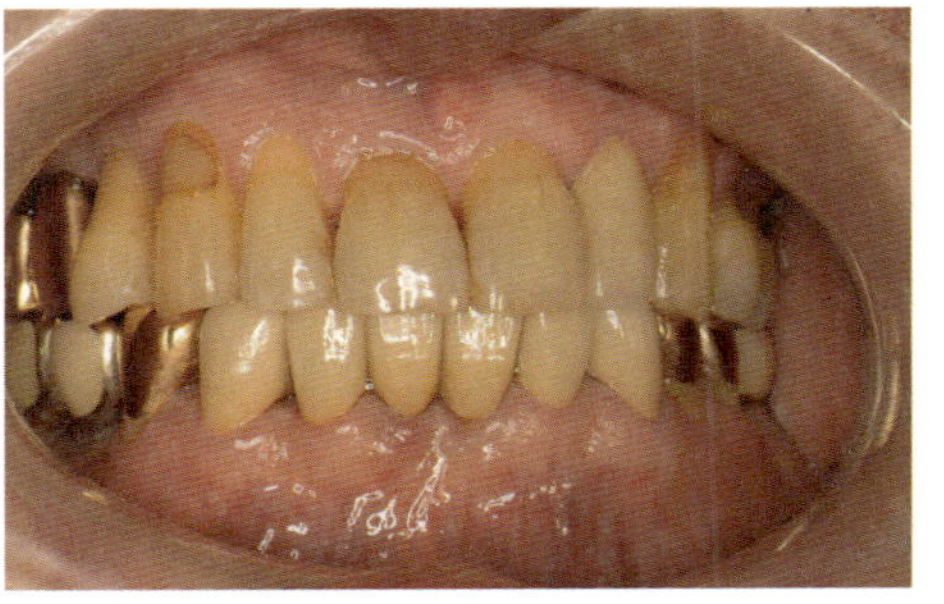

図39　治療後

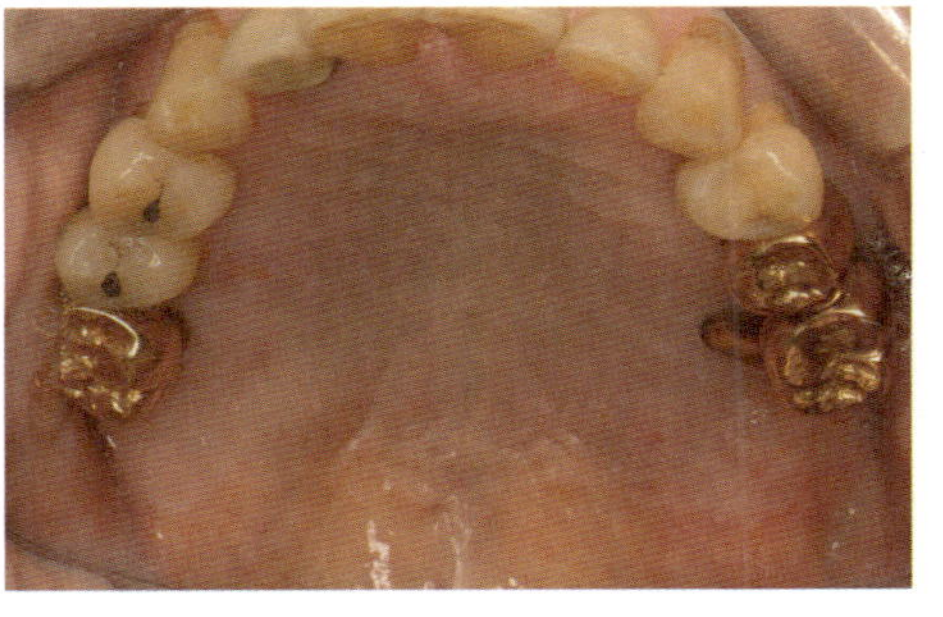

図40　治療後（上の歯）

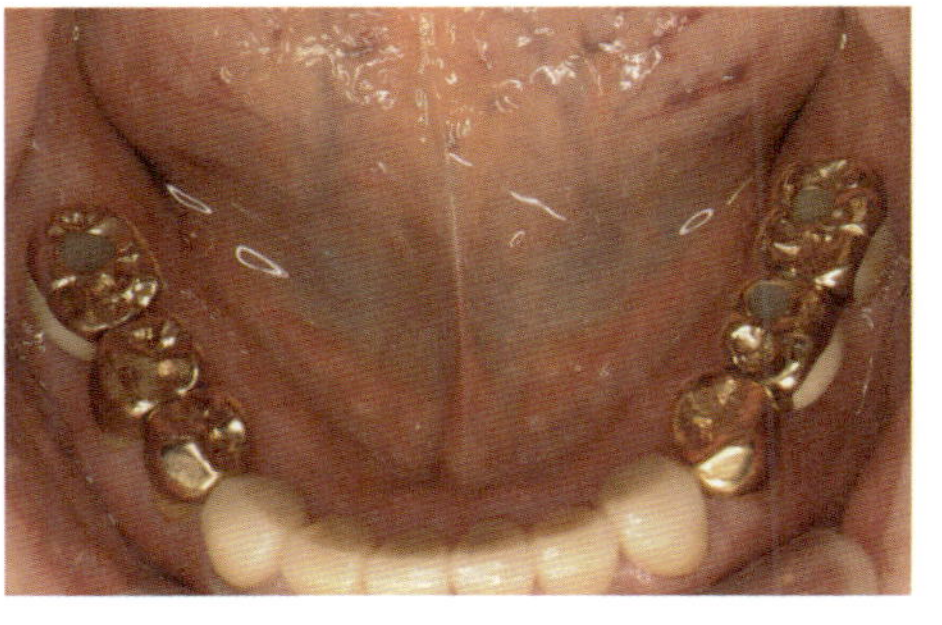

図41　治療後（下の歯）

歯科インプラントの問題点

インプラント「できます」の意味

インプラント治療を考えている人や、すでにインプラントを入れた人が、歯科医に一様に言われる言葉があります。それは、「インプラントできます」というものです。

この言葉をよく考えてみると、数ある治療法の中でインプラントが最も適している状態だということなのか、それともただインプラントを行えるというだけのことなのか、両方に解釈することができるようです。

「インプラントできます」と言われた人たちは、「インプラントが最も適した方法だ」と言われたと考える人が多いようです。しかしそうした場合でも、口の中やレントゲン写真を見てみると、インプラントをすることはできるけれども、これは適応外であろうというような症例も数多く見受けられます。

ここでは骨の状態について、インプラントの適応という点から見ていきたいと思います。インプラントは顎《あご》の骨の中に埋め込むことになるので、まず上顎《じょうがく》と下顎《かがく》がどのようになっているのかを説明します。

インプラントは後方歯《こうほうし》（小臼歯《しょうきゅうし》・大臼歯）に埋め込むことが多いので、この部分の歯がなくなってしまうと、入れ歯にしてもブリッジにしても、治療の難易度があがってしまいます。ですから、まずはここを中心に説明していきましょう。

上顎へのインプラント

上顎の臼歯部にインプラント治療をする上で、最も注意を払わなければならないのは、上顎洞《じょうがくどう》の存在でしょう。

顔の骨の中には、鼻の穴につながる副鼻腔《ふくびくう》という空洞があります。副鼻腔は、前頭洞《ぜんとうどう》、篩骨《しこつ》洞《どう》、蝶形骨洞《ちょうけいこつどう》、上顎洞の4つに分かれ、このうち上顎洞は頬の骨の中にあります。

このすべてが鼻腔（鼻の中の空間）とつながっているので、上顎洞を傷つけると、ほかの部位にまで影響が及んでしまいます。

中でも、考えうる最も危険な合併症は、インプラントを埋め込むときに間違って上顎洞を傷つけ、それによって上顎洞が化膿し、その炎症が他の副鼻腔にまで波及するというものです。前頭洞に波及した場合、炎症が繰り返しおこると、失明の危険まであります。

実際、失明までおきてしまったという報告はありませんが、上顎洞を傷つけ、他の副鼻腔にまで炎症が波及したという事例はおきています。

このような合併症がおこるのは非常にまれですが、こうした危険があるということまで考えてインプラント治療を行っている歯医者はとても少なく思えることから、あえてここに書いておくことにしました。

なぜ、そう思えるのでしょうか？

それは、私が担当した患者さんで、以前、他の医院でインプラントを勧められたり、されたりした人たちすべてが、「そんな危険なことは説明されていない」とか、「内科的な質問などは受けたことがない」などと、一様におっしゃるからです。

その上、そうした患者さんの血圧を調べてみると高血圧であったり、肝炎や糖尿病であったりということが少なくないのです。

インプラントを考える上で、あなたにインプラントを勧めている歯科医は、どこまで考えてその処置をしているのでしょうか？　こういうことを考えておくのは、本当に大切なことだと、私は思うのです。

次ページの【図1】は上顎洞を図に示したもので、歯がなくなると【図2】や【図3】のようになります。この図でよくわかるのは、もともと歯があった部分の骨が厚い人もいれば、非常に薄い人もいるということです。

だから、インプラントを行うにあたってはCTを併用して、骨がどのような形をしていて、厚さはどれくらいあるのか、立体的に考えていかなければなりません。これをしない歯医者は、きわめて危険だと言わざるをえないでしょう。

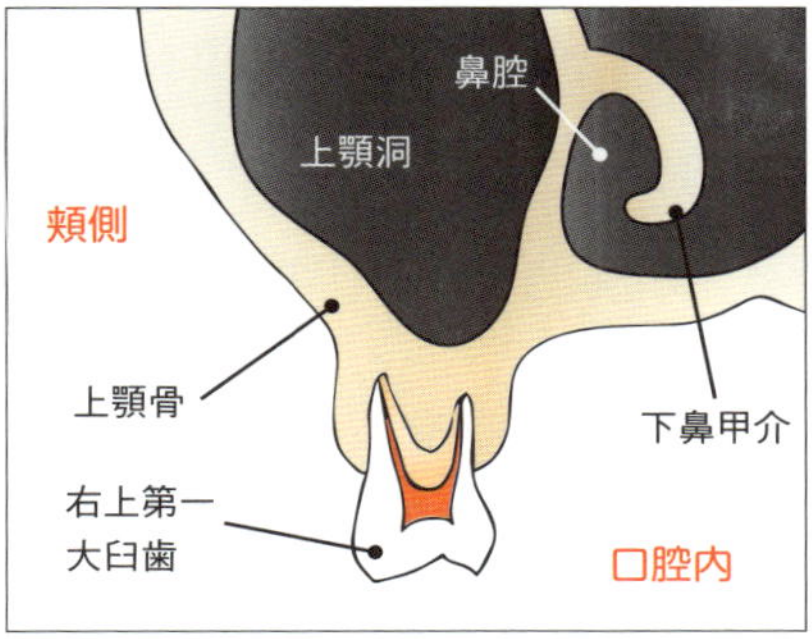

図１

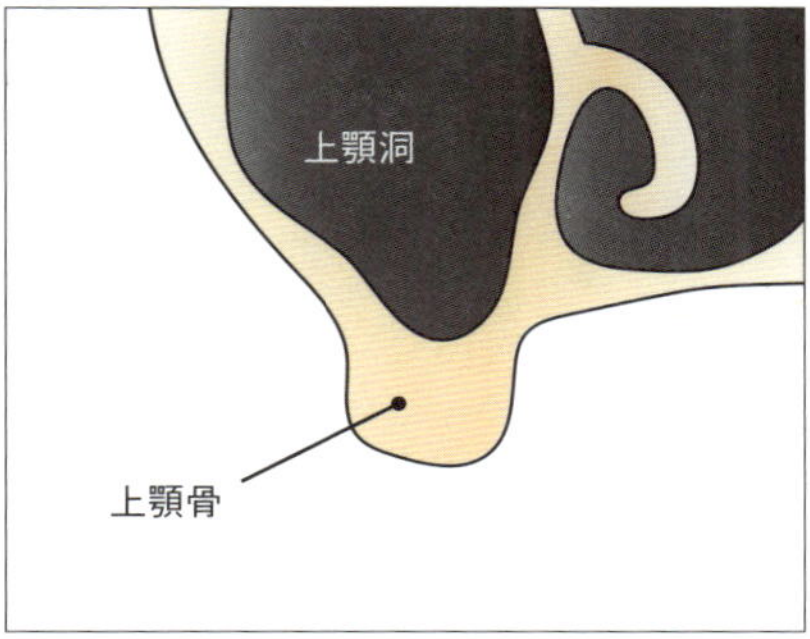

図２

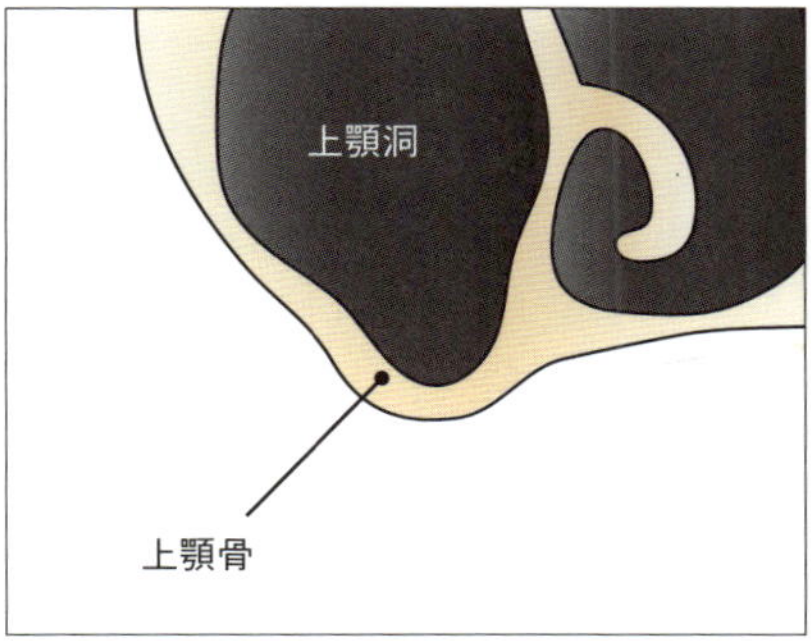

図３

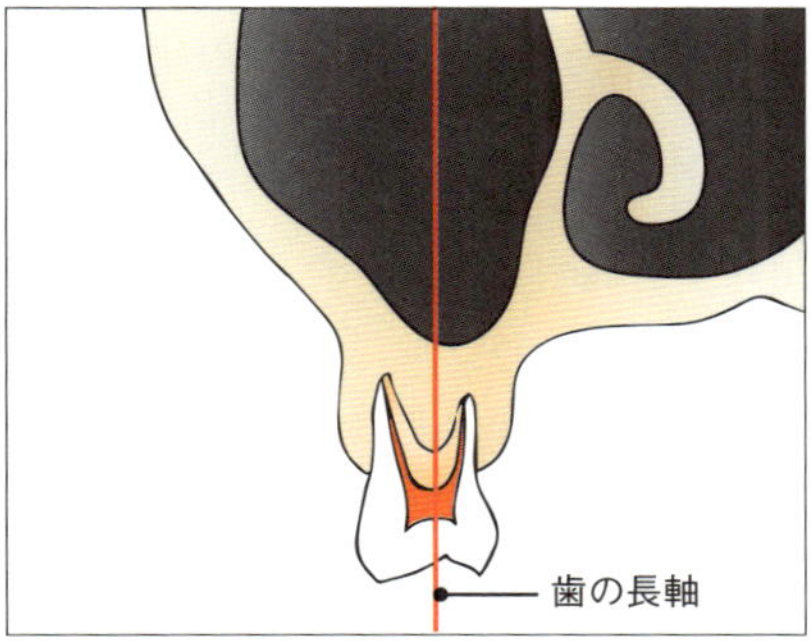

図４

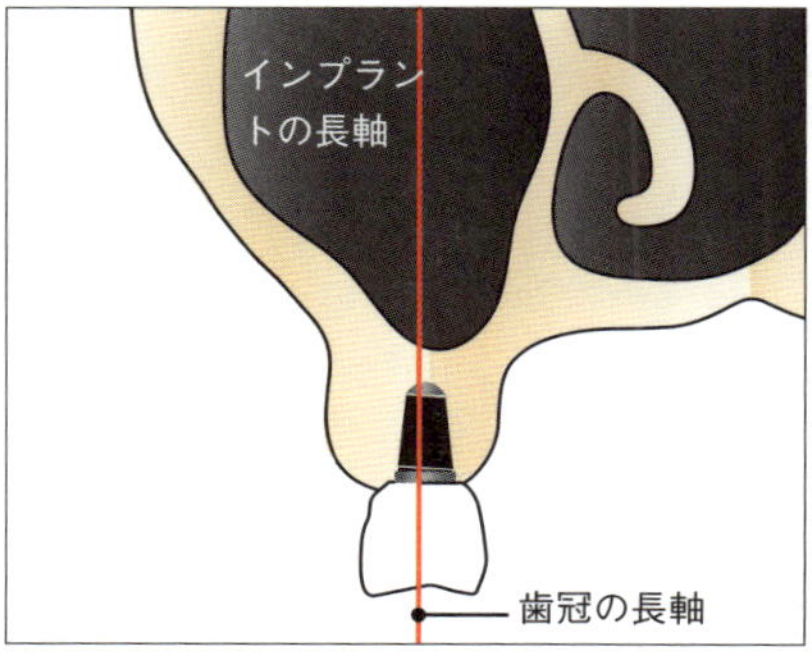

図５

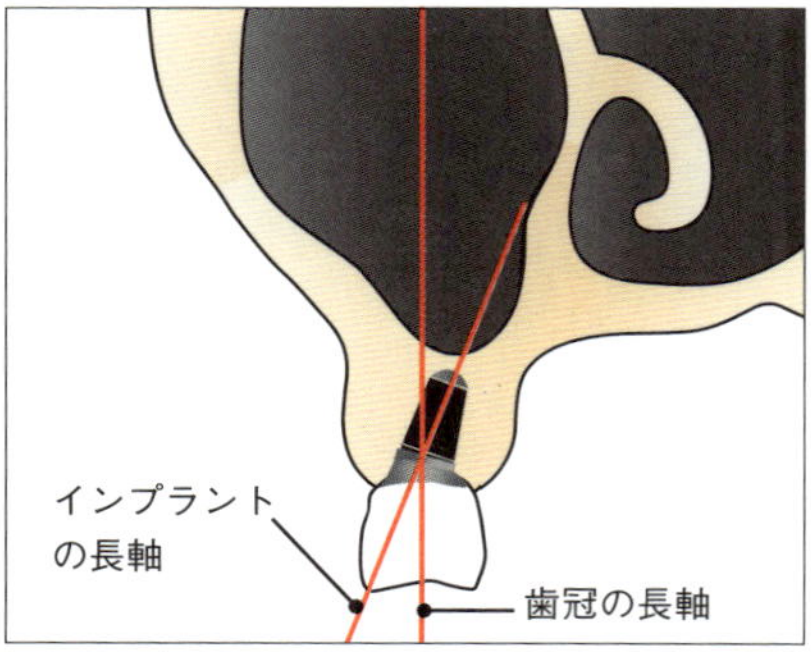

図６

【図5】と【図6】はインプラントを行った状態です。【図5】のようになるか、【図6】になるかというのが、非常に大切なところです。

というのも、噛《か》むという動作は、体重に匹敵する咬合力《こうごうりょく》を歯に伝えるからです。ですから、その力を支える歯やインプラントは、咬合力の方向に対して、なるべく同一方向に、その長軸が存在することが望ましいのです。

【図5】のような状態を適しているというのならば、【図6】のような状態は不適応であると考えられます。

しかし、実際にはどちらも「インプラントできます」という一語で説明されているのです。治療の予後に大きな差が生じる点を、もっとよく検討することが必要です。

繰り返しになりますが、私が担当した患者さんで、以前インプラントを勧められたり、すでに埋め込んでいたりする人に、「内科的な話や検査などはしていませんか」と聞いてみると、ほとんどの人は、「何もされていません」と返事します。

患者さん本人が、「血圧も高くないし、問題ありません」と言っていても、よくよく調べてみると、本人も知らない高血圧であったり、狭心症だったということも、よくあるのです。

何も事故がおきていなければ笑って話せますが、2007年には実際にインプラント治療で死亡事故まで発生したことを考えれば、リスクをよくわかった上で選択する必要のある処置だということを、理解していただけると思います。

下顎へのインプラント

次に、下顎へのインプラントについて見ていきましょう。

下顎にインプラントを行う上で、最も注意しなくてはならないのは、下顎管《かがくかん》（下歯槽《かしそう》神経）の存在でしょう。【図7】

下顎管の中には、動脈、静脈、下歯槽神経が入っています。下歯槽神経は、下顎に分布している感覚を司る神経で、脳から下顎孔を通って下顎の歯の歯髄《しずい》に分布し、おとがい孔から骨外へ出て、下唇部《かしんぶ》の皮膚に分布しています。

下顎の後方にある歯が何らかの理由でなくなると、時がたつにしたがって下顎骨の高さが減少していくことが多くあります。ということは、神経との距離が、どんどん短くなっていくということでもあります。【図8】

【図8】を方向を変えて見ると、【図9】【図10】のようになります。下顎骨の中の、下顎管のある位置はだいたい決まっていますが、それでも十人十色でずれていることがあります。

こうしたことから、インプラントは下顎管を避けて埋入《まいにゅう》することになっているのですが、【図11】【図12】【図13】を見てもらえばわかるように、【図13】の場合には、大きな咬合力が加わったときには、インプラントの一部がひずんだり、折れたり、骨が急速になくなったりなどという、いろいろな問題のおきることが予想されます。

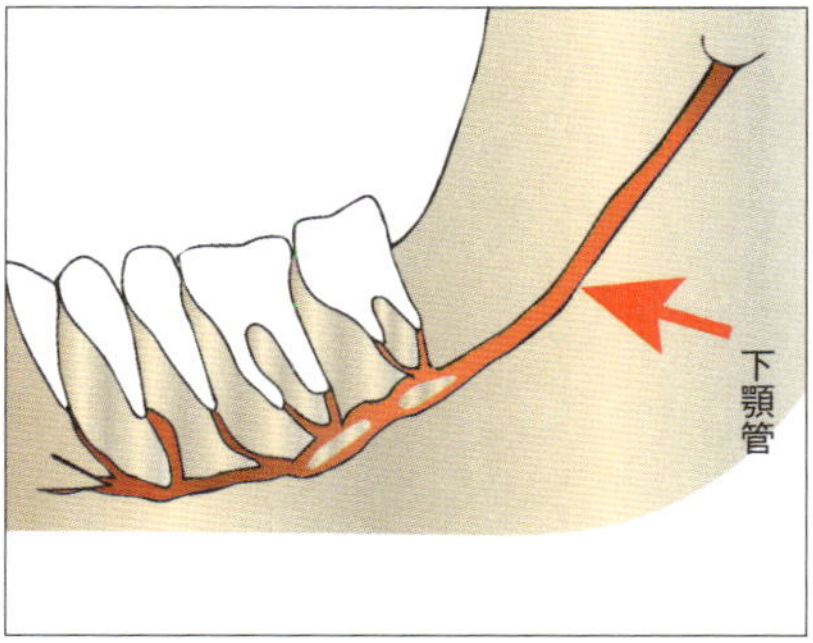

図 7

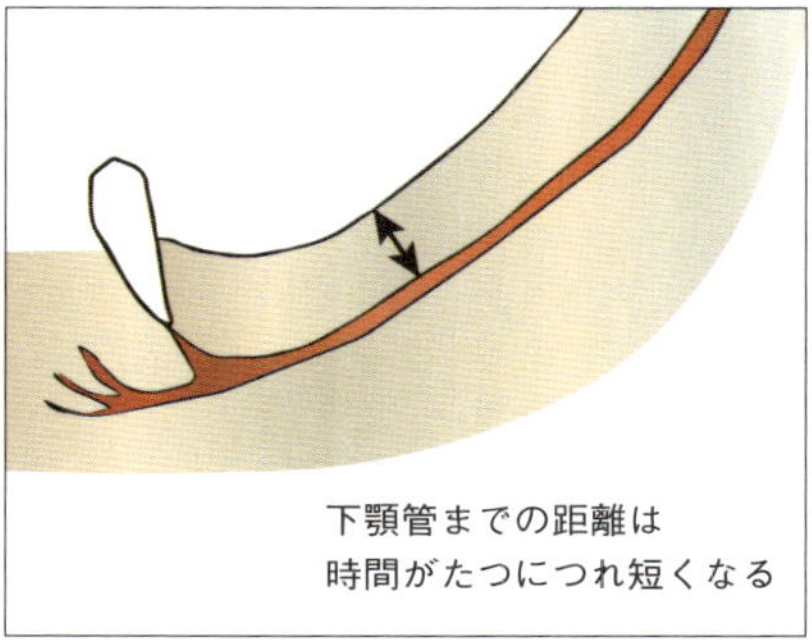

図 8

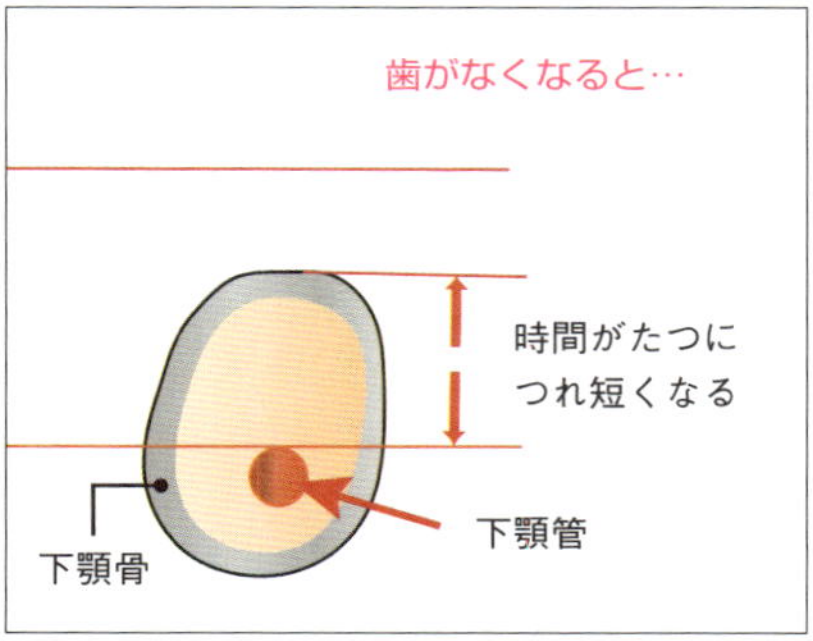

図 9

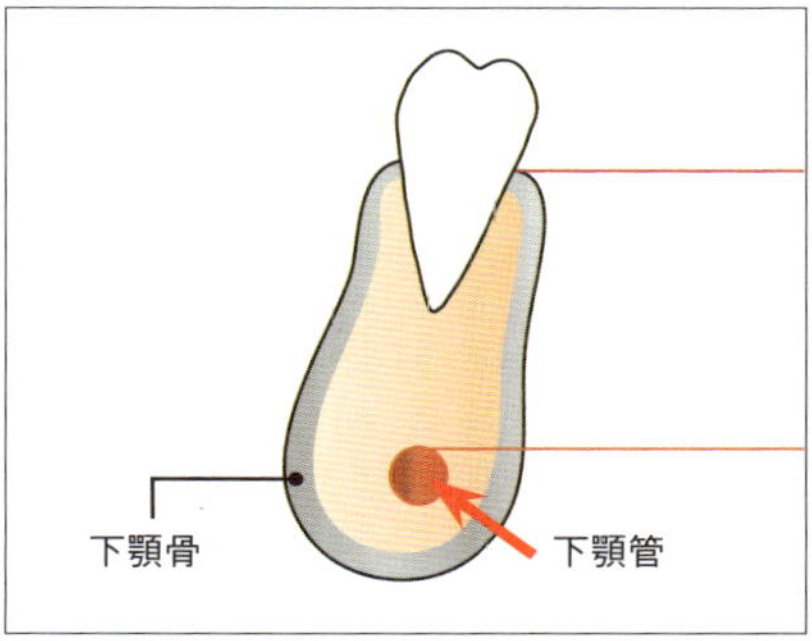

図 10

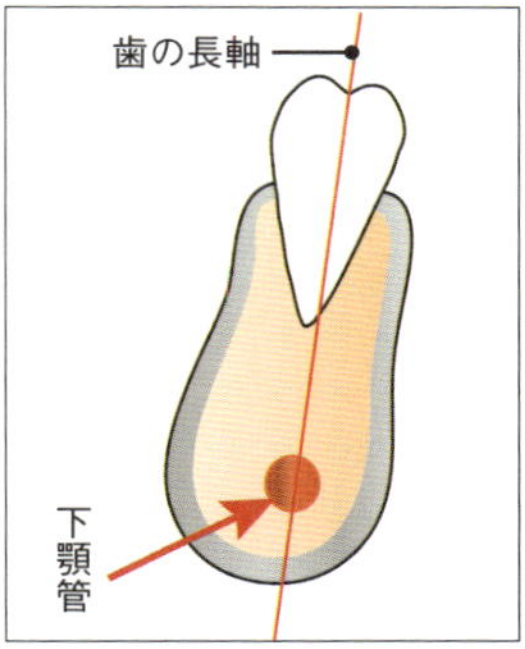

図 11

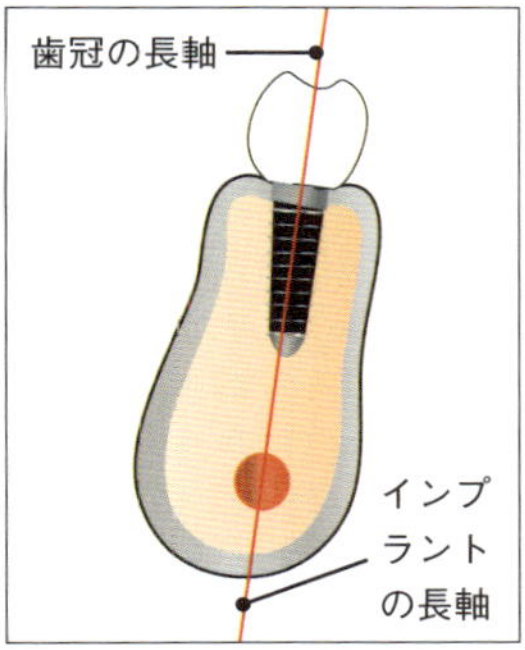

図 12

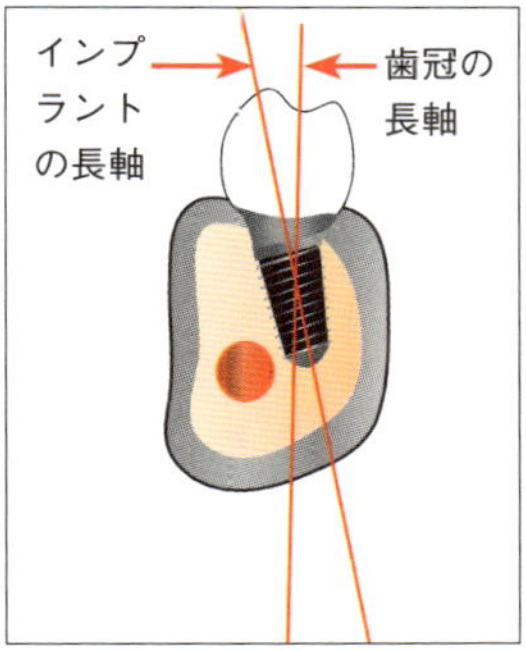

図 13

それでも、【図12】も【図13】も、同様に「インプラントできます」なのです。

このような説明を、きちんと事前に受けてからインプラントを選んでいるというのなら問題はないのですが、「インプラントは永久に持ちます」だの、「はずれない歯です」といった、あいまいな説明しかされていない人が実際に少なくないので、改めて注意していただきたいと思います。

また、神経というのはとても分化している器官（とても発達していること）なので、損傷すると治癒が悪いということも覚えておく必要があります。

もしも誤って神経を傷つけてしまえば、傷ついた側の頬や唇の感覚がなくなり、それが完治するのは非常に難しいのです。いえ、治らないと断言してもいいかもしれません。

また下顎骨の周囲、舌の下にも血管などが存在します。やはり術前のＣＴによる下顎骨の立体的な情報、下顎管や周囲の血管との位置情報を調べてくれる施設を選んだ方がよいでしょう。

インプラントは感染との戦い

歯科以外にも、医科の分野には多くのインプラント（身体に埋め込まれたもの）が存在します。しかし、そのほとんどは、完全に体内に埋め込まれているタイプだということも覚えておいてください。

心臓のペースメーカーや人工関節などは、多くの人に処置されていますが、これらは一度体内に入れれば、外界に触れることはまったくありません。

ところが、歯科インプラントはその構造上、必ず外界つまり口腔内に露出するので、常に感染との戦いになります。

それなのに、「インプラントにすれば歯みがきしなくてもいい」だの、「普通の歯みがきでＯＫ」だのといった甘い言葉を鵜呑みにしないでほしいのです。

もうインプラントを入れた人は、とにかくその部分が汚れないように、丁寧にブラッシングして、常に清潔にしてください。でなければ、歯肉や骨が腫れたり、膿《う》んでしまうといったことが考えられます。結果的に骨が壊れてなくなれば、再度インプラントを選択することができない場合もあります。

私自身の経験として、「インプラントできます」と言われた人の多くが、「インプラントに適している」と勘違いされているのかなと思うことがよくあります。また、歯を抜いた部分に無計画にインプラントを埋入したと思われる症例が増えているのも事実です。

インプラントを勧める歯科医や歯科材料の販売業者の一部には、意図的にこの勘違いを利用している人もいるようで、まったく情けない話ですが、このような現状では、やはり自分の身は自分で守るしかないということでしょうか。

とにかく、予防が一番です。規則正しい生活、ブラッシングで、歯を守っていきましょう。

インプラントは第三の歯になりうるか

インプラントのメリットとデメリット

インプラントの一番のメリットは、うまくいっている場合には、ほとんど自分の歯と変わらなく噛《か》むことができる点にあるでしょう。

ブリッジのように、何の問題もない健康な歯を削る必要もありません。入れ歯にくらべても非常に自然で、天然の歯のようになじむため、「第三の歯」ともいわれるくらいです。

また見た目が良いという点もあげられます。入れ歯のような金属のバネをなくすことができるので、見た目には歯がなくなったようには見えなくすることも可能です。

ブリッジなどでは、歯肉が減った所が黒く見えますが、そうしたことをなくすことも、外科術式の進歩により可能になっています。

それに、なんといっても、取り外し式の入れ歯は嫌なものだと感じている患者さんが多いのは事実です。その点、インプラントは患者さんに受け入れてもらいやすいのです。

噛み合わせの位置が変化しにくいという利点もあります。上下ともにすべてインプラントによる義歯の場合は、総義歯のように粘膜がへこんだり、顎《あご》の骨が少しずつ吸収するといった変化がとても少ないので、長期間にわたって安定した噛み合わせを保つことができます。

このように多くのメリットがある一方、意外にも多くのトラブルも発生しています。そして、そのほとんどは、インプラントのデメリットが説明されなかったことによるものです。

歯科インプラントのデメリットとは、第一にこれがハイリスク・ハイリターンの処置方法であること、まずそれを理解してほしいと思います。

現在、主流になっているチタン製のスクリュータイプのインプラントは、当初は無歯顎《むしがく》（すべての歯を失った）の患者さんで、総入れ歯が合わない人の改善処置として開発されたもので、それが改良されて1本の歯の欠損にまで応用できるようになったものです。

歴史としては50年ほど経過していますが、長期経過によって、インプラント周囲炎に悩まされたり、上部構造（歯の部分）の破損において、インプラントメーカーの倒産などにより、パーツが手に入らないために修理ができないなどの問題が出てきています。

また、歯科インプラントは、骨を人工的に削ったあとに人工物を埋め込む処置方法なので、骨を人工的に壊しているともいえます。ですから失敗したときには、再び歯科インプラントの処置ができなかったり、普通の義歯を入れることが非常に困難になることもあります。

また歯科インプラントは、心臓のペースメーカーや人工股関節などとは異なり、人工物であるインプラント体が完全に体内に埋め込まれずに、半分は体外つまり口腔内に露出しています。ですから、しっかりしたセルフメインテナンスができないと、骨に直接の感染がおきやすくなります。この点も、十分な注意が必要です。

正しい手順を守って治療する

本来、人間の身体の重要な臓器は、骨格つまりは骨と筋肉でおおわれ、守られています。その防御役の骨については、医療分野では、いじらないですむなら極力触らない方向でいます。

そんな大事な骨に歯医者が穴をあけるのですから、施術に失敗したときや、自己管理のできない人、糖尿病や肝炎などを患って免疫力が低下した人などは、骨髄炎などをおこして急速に骨が壊れることもあります。

また、骨と歯は歯根膜《しこんまく》という圧を感じる組織を介して連結されています。ですから髪の毛1本の厚みでも歯で噛めばわかるし、噛む力を調節できるので、歯が何かを噛んで折れたりしないのです。

歯科インプラントはチタン製です。骨と酸化チタン膜が結合する原理を利用しているので、インプラントは圧を感じないことが、自然の歯との最も大きな違いです。

ですから、とても綿密な噛み合わせの調整が必要になります。この調整はかなりシビアで、これを適当にすると、インプラント体自身が壊れてしまうだけでなく、骨が壊れるなど本当にさまざまな不具合が出てきます。

また、下顎《かがく》には骨の中に太い神経が走っています。この神経を傷つけると唇や頬までしびれてしまい、治らないことが多いのです。

だから、歯科インプラントを行う場合には、顎の立体的な情報を得るために、必ずＣＴを撮影して立体的な骨の形状や神経の位置を確認し、その上でインプラント体の位置を決める必要があります。逆にいえば、ＣＴを撮らないでインプラントを行う歯医者は注意した方がいいといえるでしょう。

上顎にも上顎洞《じょうがくどう》という空間があります。ここを傷つけると、やがては蓄膿症のような病気になってしまうので、やはりＣＴを撮らないでインプラントを行う歯医者は要注意です。

また手術室を持たずに、ほかの処置と同じ診療体制でインプラントを行っている歯医者も問題があるといえるでしょう。

歯科インプラントの主なデメリットは、こんなところでしょうか。

とにかく歯科インプラントを勧められた場合は、今までの治療がどうだったかを振り返ってみることが大切だと思います。

なるべく歯を残そうと丁寧な治療をしてくれた先生なら、もちろんデメリットも説明した上で勧めてくれているのでしょうが、それでも歯科インプラントが必要だということは、歯がなくなったという事実があるわけです。その歯を長く残すことができなかったのは、患者さん自身の問題もありますが、歯医者の側の責任もまたあるはずです。

そこをよく考えてから決断してほしいと願うばかりです。

第4章

私が目指す歯科医療

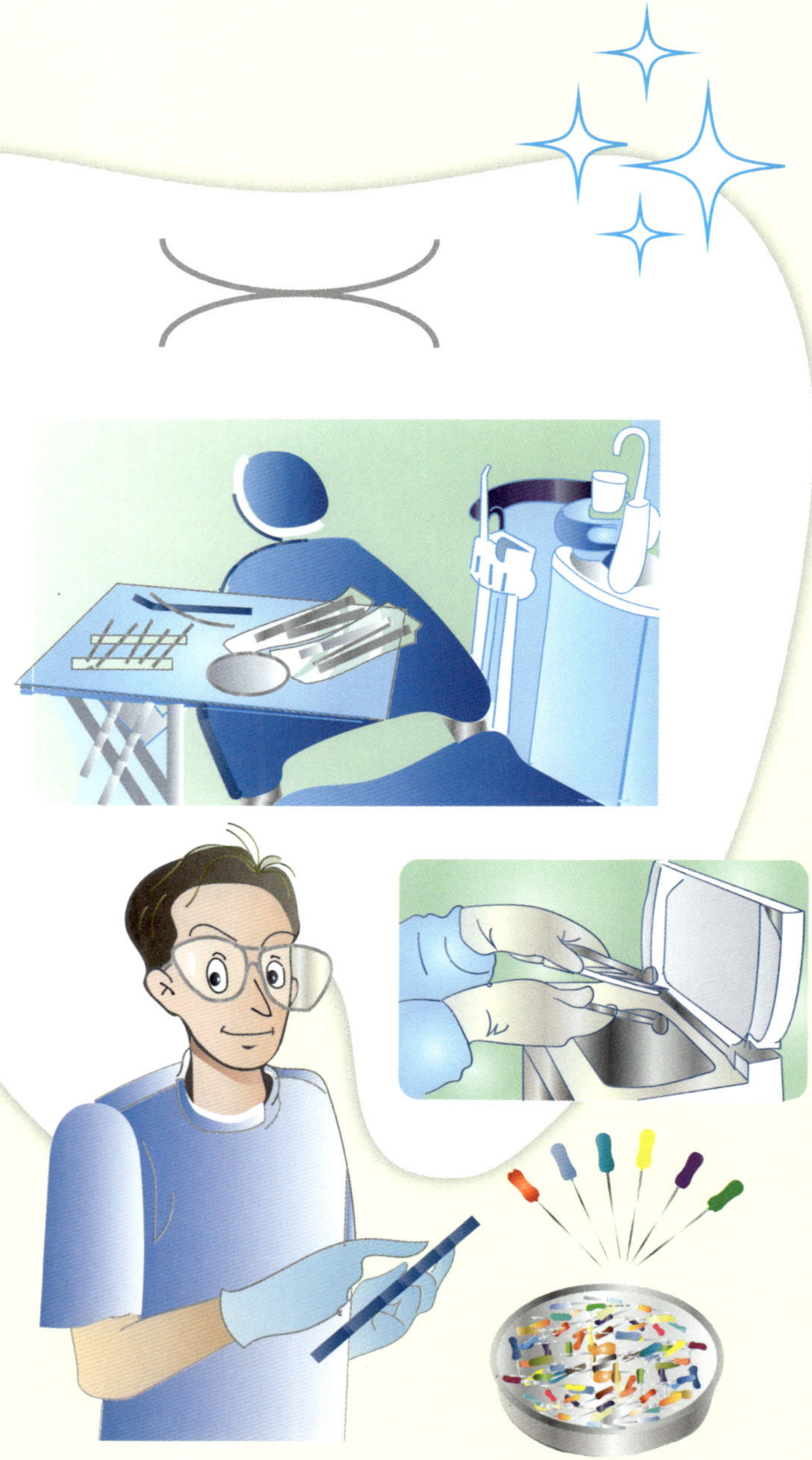

歯科医院でも十分な感染予防対策を！

目に見えない所まで、しっかり感染対策を

歯科の処置は、その治療行為のほとんどが小手術で、出血をともなっていると考えていいはずです。なぜなら、目には見えなくても、唾液の中には必ずといっていいほど潜血《せんけつ》反応があり、少しは出血していることがほとんどだと考えられるからです。

だからこそB型・C型肝炎やＨＩＶ、一般細菌による感染などの対策には、本気で取り組まなくてはなりません。患者さんの全身の健康を守るためにも大切なことです。

それなのにグローブ（ゴム手袋）を用いないで治療を行ったり、患者ごとにグローブを替えなかったりする歯科医院も、いまだにあるようです。また、歯を削るダイヤモンドポイントやバーを、患者ごとに滅菌《めっきん》せずに使用したり、歯の根の中を掃除するリーマーという錐《きり》のような道具を、滅菌せずに使用しているところがあるのは残念なことです。

私たちの医院では、すべての患者さんに安心して治療を受けていただけるよう、滅菌・消毒のシステムに力を入れており、大学病院以上の質を確保しています。診療で使用するエアーも除菌するなど、目に見える所だけでなく、目に見えない所まで対策を行っています。

基本的に滅菌できる器具はすべて滅菌バッグに入れて滅菌処理をしているほか、滅菌できないものは使い捨てにしています。

扉のノブやライトのハンドルにも、患者さんごとにバリアフィルムを貼っています。また診察室内部の清潔域と不潔域をしっかり区別して、汚染したグローブでは清潔な面に触れないようにしています。グローブは処置ごとに交換しているので、1人の患者さんに20組以上使うこともあるほどです。

歯を削る器具は使い捨てに

ダイヤモンドポイントは歯を削るための器具で、金属性の棒にダイヤモンド粒子をつけてあり、外科でいえばメスのようなものです。

盲腸などの手術を行うとき、医科ではメスは常に新しい物を使い捨てで使用しています。しかし歯科の領域では、このダイヤモンドポイントを使い回していることがほとんどです。

歯を削るのは、皮膚を切るのと同じ行為であり、感染のリスクが少なからず生じています。それなのに歯を物としか見ない歯医者が、まだまだいるのですから悲しいものです。

歯医者では使い回しにされることが多い、歯を削るバーや歯の根の中を掃除するリーマーなどの器具も、私は治療ごとにすべて使い捨てにしています。

特に、リーマーは直接歯髄《しずい》（歯の神経）に触れるので、完全な滅菌が必要です。1本の歯の治診療室には患者さんごとに水色のバリアフィルムを貼っています。清潔域と不潔域をしっかり区別して、清潔な面には汚染したグローブでは触れないようにしています。

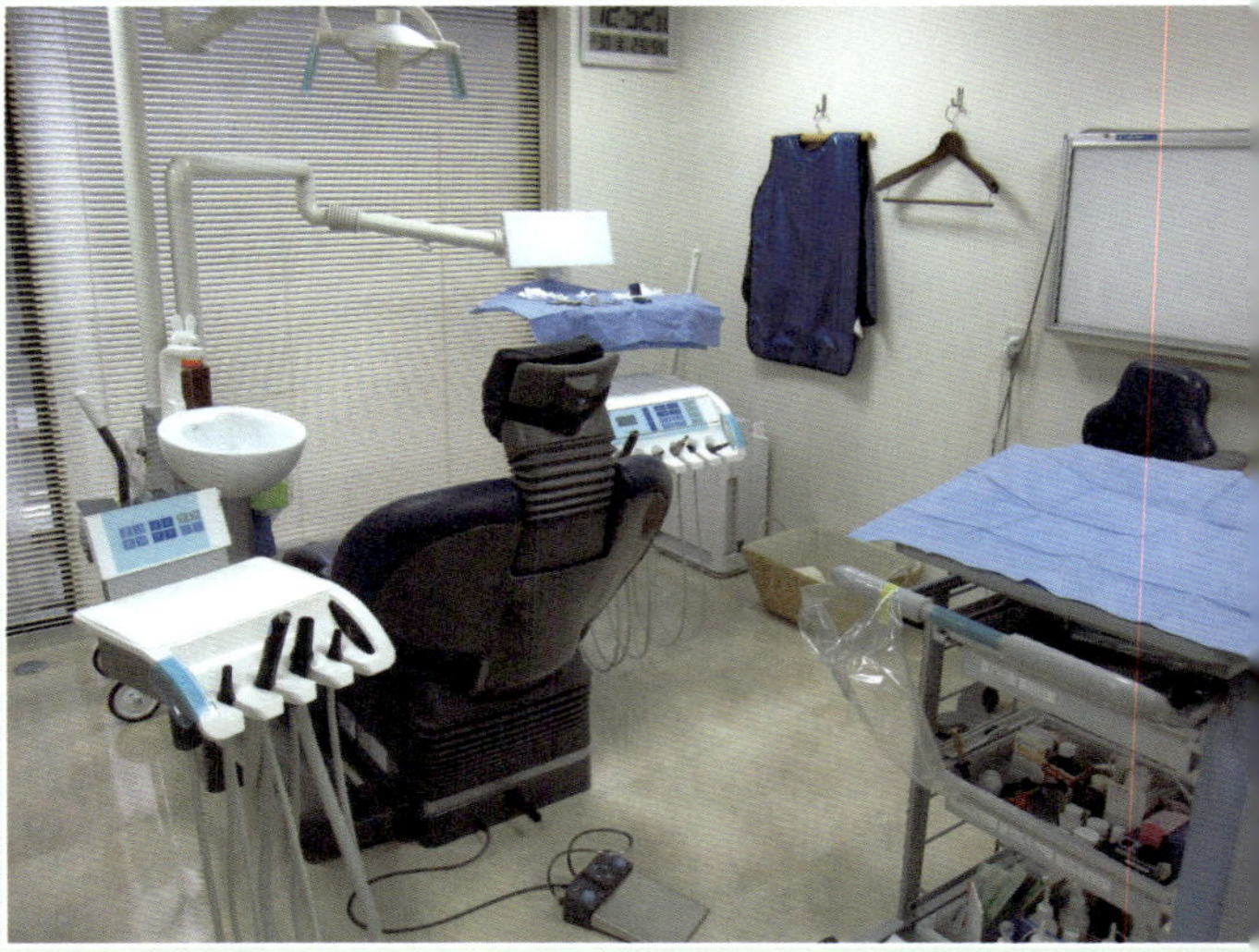

歯の根の中を掃除するリーマーは、治療ごとにすべて使い捨てています。▼

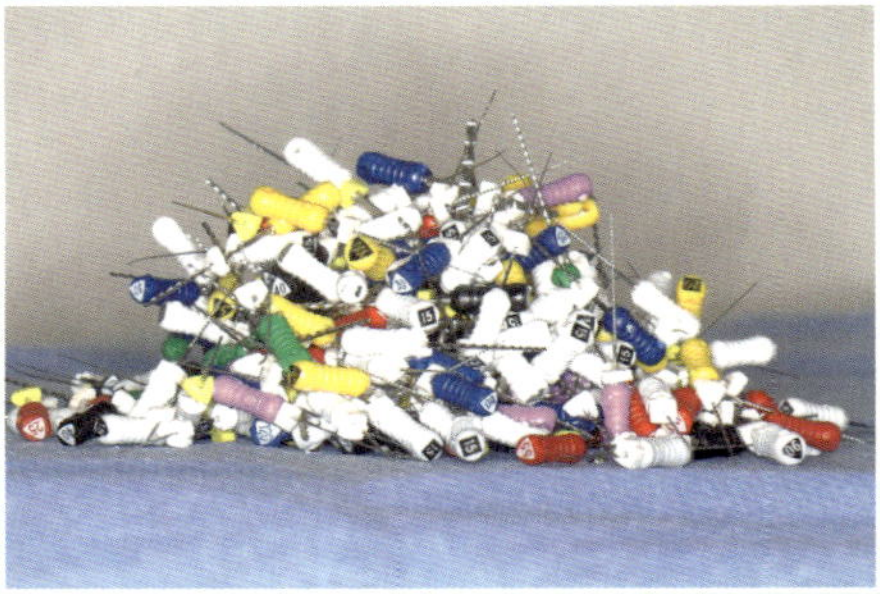

エプロン、コップ、麻酔針、麻酔液、洗浄用シリンジ、スポンジ、マイクロブラシ、充填用チップなどの備品もすべて使い捨てです。▼

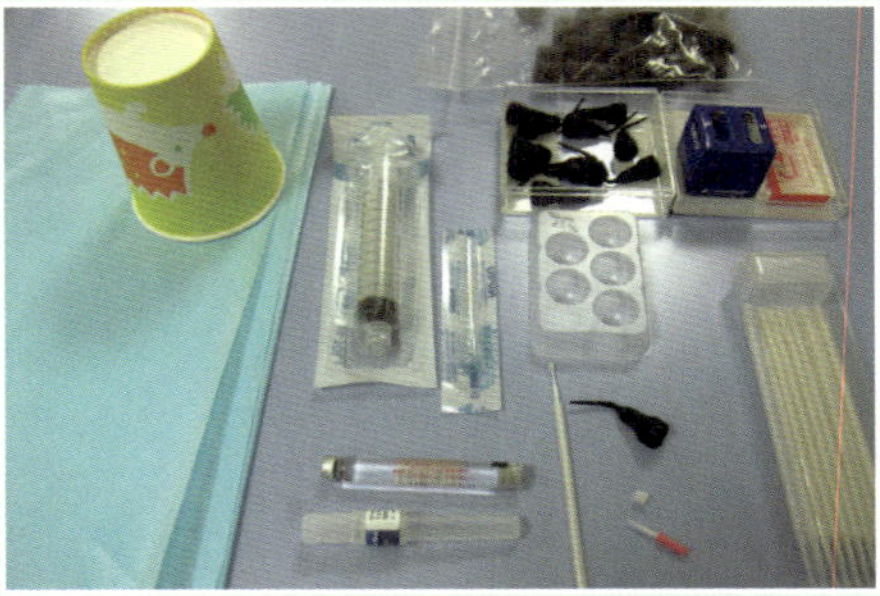

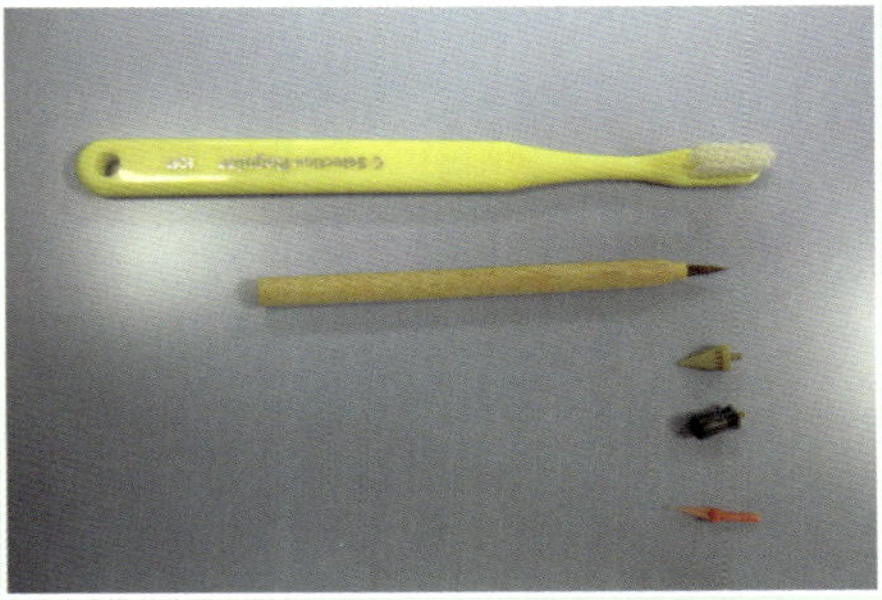

◀歯科医院では消毒して使い回しにすることの多いクリーニング用ブラシ、チップ、レジン小筆、歯ブラシなども、患者さんごとに使い捨てています。ブラシなどの内部へ入り込んだ汚染物質を、完全に洗浄できない危険性があるためです。

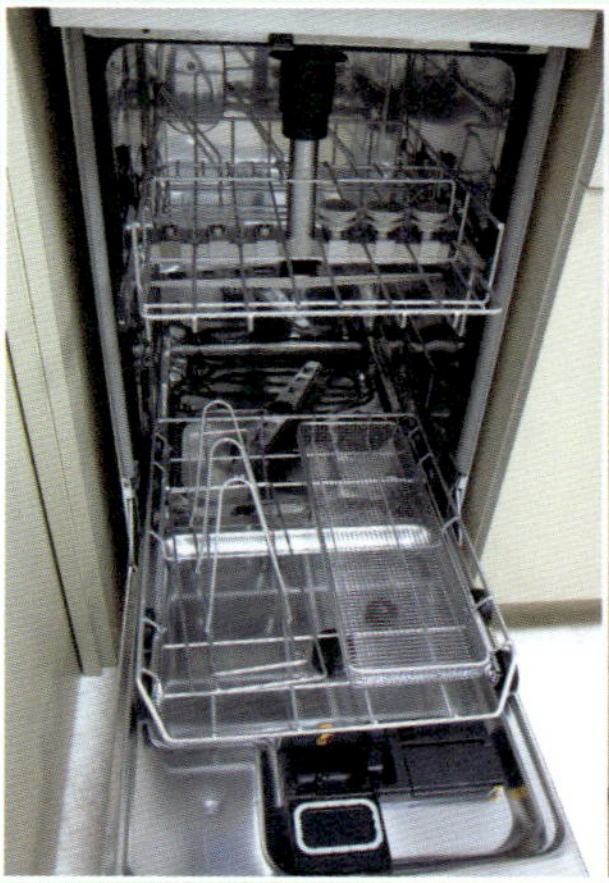

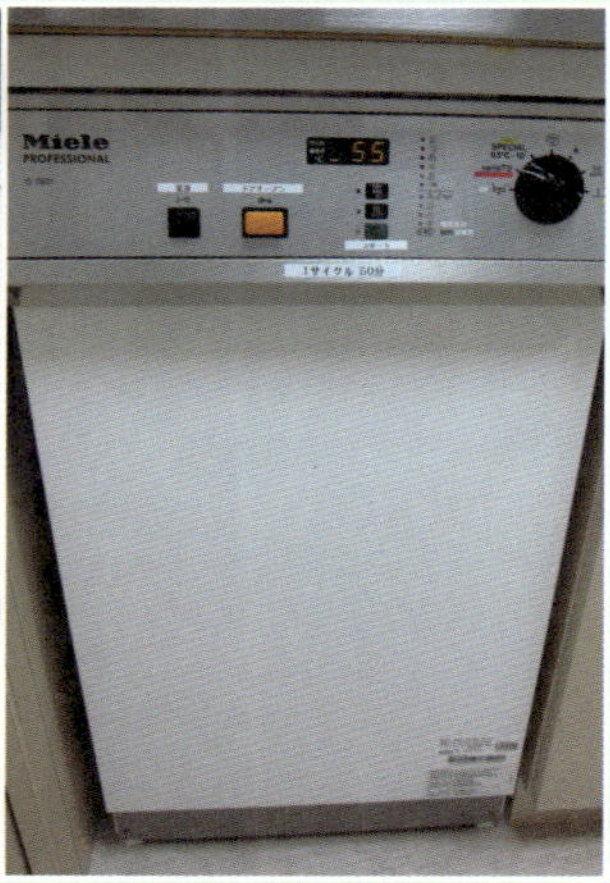

手洗浄では難しい複雑な構造の器具も、ポンプから発生する水流で、付着した汚れを徹底的に洗浄します。その後、約95℃で10分間、熱水消毒を行います。

滅菌できる器材はすべてパッキングして滅菌します。滅菌器はヨーロッパの基準の中でも最も厳しい基準をクリアしたものを採用しています。▶

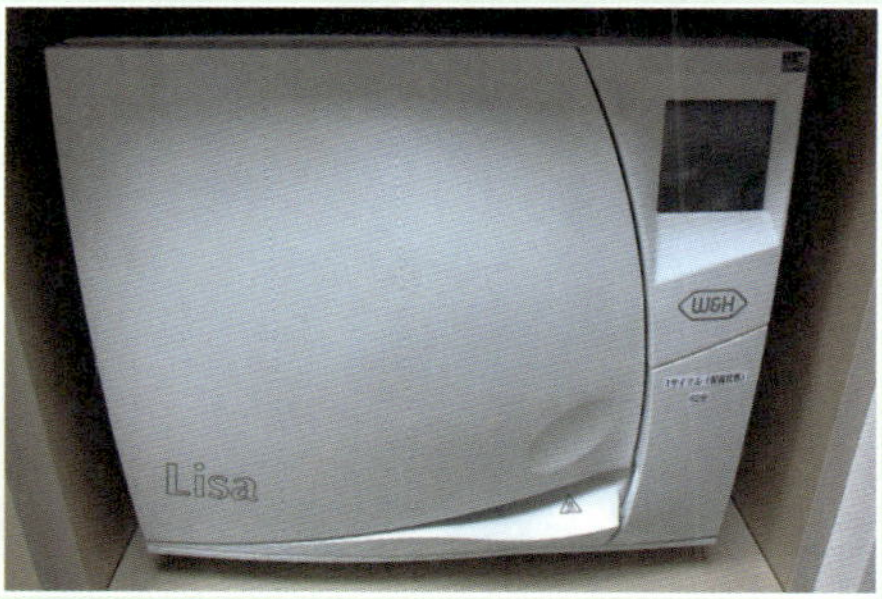

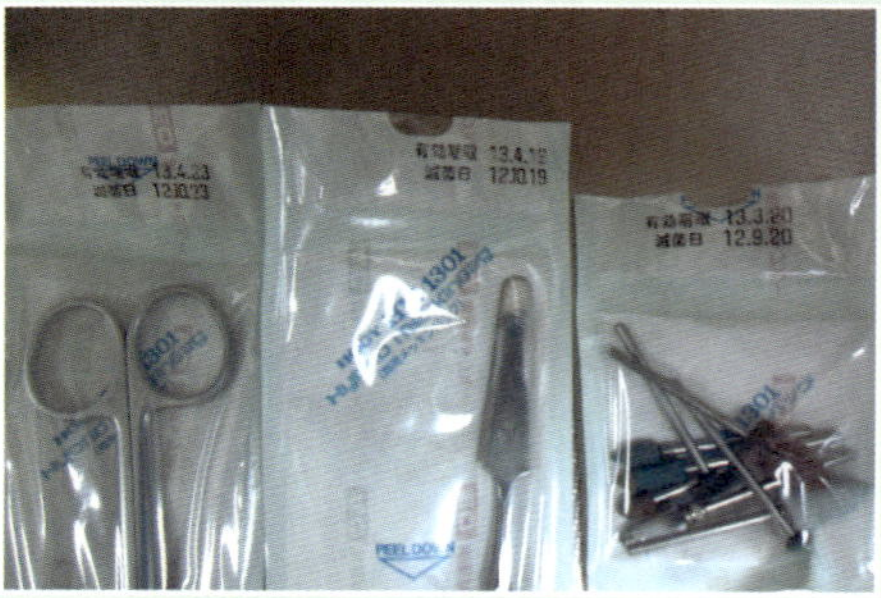

▲滅菌バッグには滅菌日と有効期限（6か月）が印字されており、有効期限の切れたものは再度パックして滅菌しなおします。

滅菌消毒できないものは、直接触れないようビニールの感染防止用カバーをつけています。▶

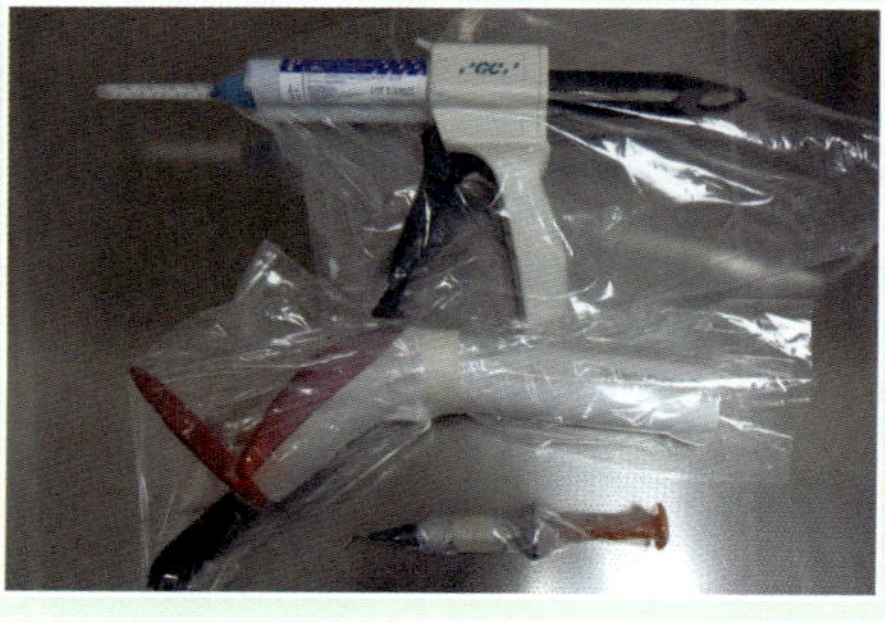

療で、300本以上のリーマーを使い捨てることもあります。

歯を削るバーやリーマーは、切れ味が鈍いと切断面や切削面《せっさくめん》が汚くなったり、粗くなったりします。また滅菌を繰り返すとしなりがなくなり、折れる危険性もそれだけ高くなります。切れないリーマーでいくら根管《こんかん》治療を行っても、効果は上がりません。切れる物でないと意味がないのです。

切れない刃物で切ったり、削ったりしようとすると、押しつけたり無理に力を入れる必要が出てきます。そうすると、より多くの摩擦熱が生じて、歯髄をいたずらに傷つけたり、殺してしまったりすることもあります。こうなると、神経の入っていた空間（歯髄腔・根管）の本来の形を壊してしまうことにもなりかねません。

歯を残すことが目的であるからこそ、私はダイヤモンドポイントやバー、リーマーなどの器具は、あえて患者さんごと・治療ごとに、すべて使い捨てているのです。

ゴム手袋は患者さんごとに替えているか？

歯科医院でのB型肝炎、C型肝炎、ＨＩＶの感染予防に対する考え方が最も顕著に表れるのが、ゴム手袋の扱い方でしょう。このゴム手袋をつけないで診療行為を行っている歯医者も、いまだにいるというのですから恐ろしいことです。

そのような歯医者の言い分としては、「手を傷つけるようなことはない」とか、「手指の感覚が大切で診療の質を下げないため」とか、いろいろあるようです。

しかし、患者サイドから医師への感染だけでなく、その逆で医師から患者サイドへの感染の危険性もあることを考えると、このような歯医者には問題があるといえます。まさに、歯を生体の一部ではなく、ただの物として見ているということではないでしょうか。

次に問題なのが、1日に1組しかゴム手袋を使わない歯医者もいるということです。つまり、患者ごとにゴム手袋を替えないのです。

これは前記のゴム手袋をつけない歯医者より、さらにモラルが低いということもできます。なぜなら、自分は感染したくないが、患者同士が感染するのは大きな問題ではないと考えているということですから。

「ゴム手袋代がもったいないから」「ゴム手袋を替えなくても、よく洗っているのだから大丈夫」と考えているのでしょう。しかし、1日に数十人も診療していて、患者さんの後ろで手を洗っているような歯科医院の場合、混んでくると手など洗わずに、ちょっと水ですすいでタオルで手を拭いて、次の患者の治療を行っていることもあります。

こんな考え方では、歯の治療をしに行って、ほかの病気をうつされてしまいかねないわけで、まったく本末転倒ではないでしょうか。だいたい、大丈夫なのは自分だけで、患者さんから見れば全然大丈夫ではないわけです。これでは、「痛い」と言っているのに、「大丈夫ですよ」とか、「もうすぐです」とか言う歯医者と同じだと思います。

歯科衛生士、歯科助手も含めたすべての歯科医療スタッフは、ゴム手袋を患者ごとに取り替える必要があります。

だからこそ患者サイドでも、医療スタッフがよく手を洗っているか、ゴム手袋はよく取り替えているか、などを注意して見ていくことは、日本の歯科医療を良くする上で大切なことだと思っています。

歯科治療は患者が主役であって、患者がいなければ歯医者もいらないのですから、互いに責任感を持ち、注意すべきところは注意していかないと、良くなるものも良くならないのではないでしょうか。

メインテナンスで歯を保つ

メインテナンスの役割と効果

口の中には、虫歯菌や歯周病菌、ほかにもたくさんの細菌がいます。この細菌たちの集合体がプラーク（細菌のかたまり）です。プラークは、一時的に除去しても、3か月程度で元に戻るといわれています。

口の中の細菌をゼロにすることはできません。私たちが生きて、食べて、生活しているかぎり、細菌たちも活動しているのです。

そこで病気が発症しないよう、細菌の数をコントロールするのがメインテナンスの役割です。

定期的な予防やメインテナンスを受けている人と、受けていない人の、年齢別の統計によれば、30歳の時点では同じだけの本数の歯があったのに、80歳になったとき

図1　日本人の年代別平均残存歯数

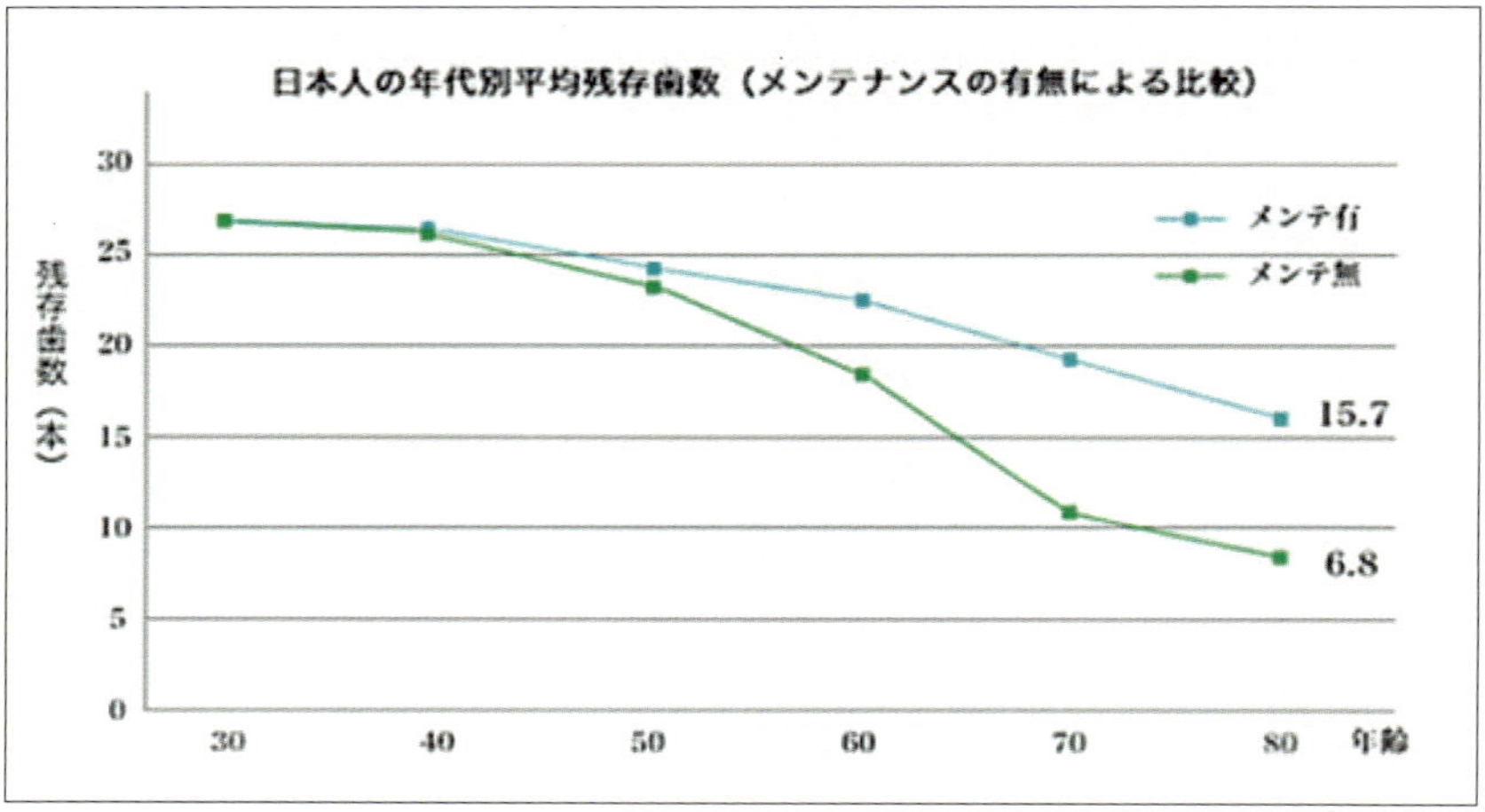

日吉歯科「真の患者利益を求めて」スライド2003年9月末データより（p 30）

に残っている歯の本数は、メインテナンスを受けている人の方が9本近く多いという結果になりました。【図1】

私たちの医院では、初診の段階で、患者さんの虫歯と歯周病のリスクを調べ、その人に合った効果的な予防法を行っています。それぞれのリスクを把握した上で、専門の歯科衛生士が、虫歯や歯周病の原因であるプラークを破壊・除去し、継続的な管理を行っていくわけです。

「年を取ると無条件で歯は悪くなる」と考えている人もいるかもしれません。しかし事実としていえるのは、「メインテナンスを受けずに放置したり、痛くなったときだけ治療したりを繰り返していると、年を取ったときには歯が悪くなっている」ということのようです。

また費用についても、痛いときだけ通院して何度も治療を繰り返すより、定期的にメインテナンスを受けた方が、総額としては安くなるという調査結果もあります。

岩田有弘歯科医院では、予防先進国スウェーデンで確立されたMTM（メディカル・トリートメント・モデル）という、医学的なアプローチによる、予防を基盤とした診療スタイルを導入しています。

※MTMとは……

虫歯や歯周病のリスク要因を、さまざまな検査でつきとめ、その結果から病因を分析、把握した上で、1人ひとりの患者さんに合わせた**予防プログラム**をつくり、必要最小限の処置を行いながら、定期的なメインテナンスで健康を守り育てる一連の流れのこと。

●MTMの流れ（初診時、治療時間180分〜）

①問診（院長によるカウンセリング）

患者さんの話を、時間をかけてゆっくりと聞きます。

②啓蒙ビデオの視聴

診療を始める前に、患者さんにも診療の内容をよく理解してもらうためのビデオを見ていただきます。

③歯周組織の精密検査

歯周病かどうかを調べるために、歯の周囲6か所の歯周ポケットの深さを測定する「6点法」で検査を行います。これにより歯周病の進行度も正確にわかります。

歯周ポケットとは、歯と歯肉の境目のみぞのことです。健康な歯肉では出血もなく、深さも1〜2ミリですが、歯周病が進行してくると歯の周りに炎症がおき、歯肉が腫れて出血したり、歯を支えている骨が溶けて、ポケットも深くなってきます。【図2】

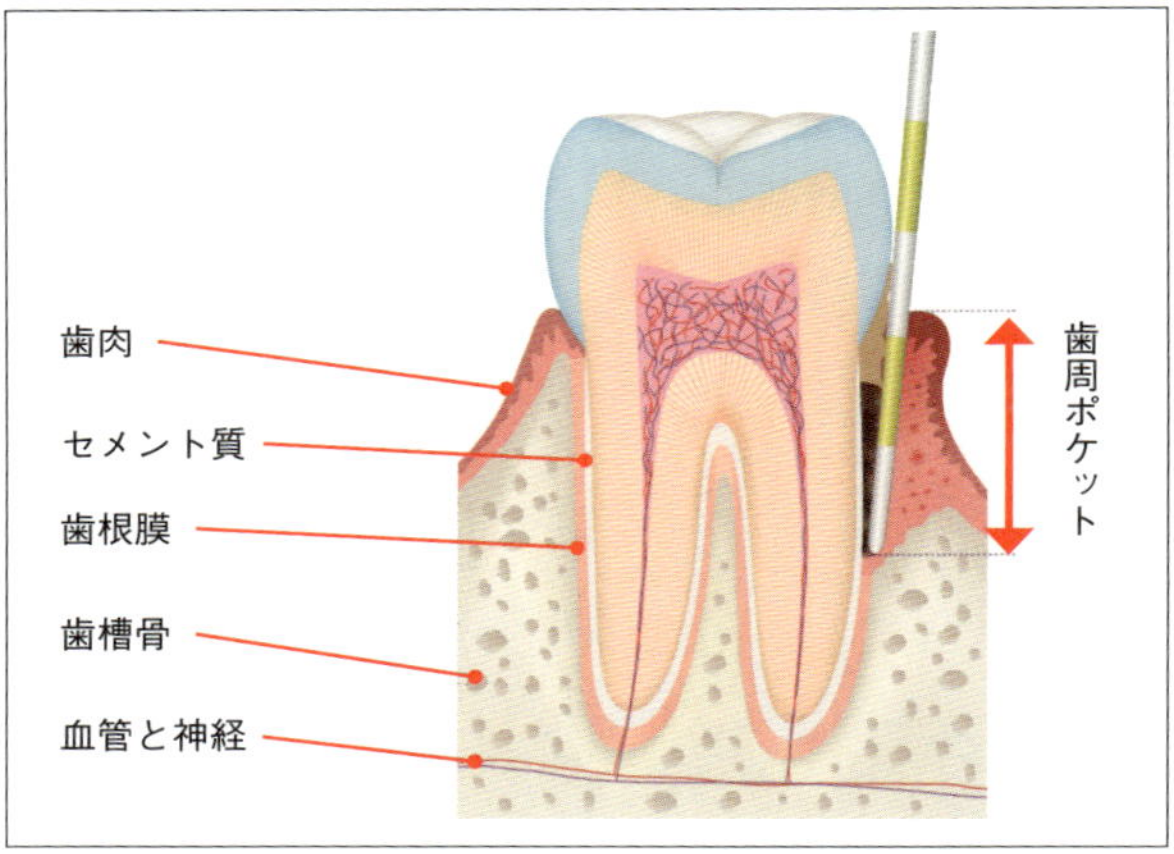

図2　歯周ポケット
（資料元：GC友の会）

4ミリ以上の深いポケットになると、歯ブラシなどのセルフケアではポケットの中まできれいに掃除することが難しく、歯周病菌も繁殖しやすい環境なのでどんどん増殖し、歯周病がさらに進行しやすくなります。【図3】

こうした場合には、ポケット内の歯石やプラークなどを除去し、歯肉の炎症を落ち着かせることで、出血やポケットの改善を図ります。

④唾液検査

患者さんの虫歯や歯周病のリスクを把握するために、唾液の検査を行います。これにより、唾液の中にある虫歯原因菌の数や、唾液の分泌量などがわかります。

虫歯の原因の組み合わせは人それぞれです。原因が違えば、予防法も違ってくるのです。

⑤口腔内の写真を撮影

診療前の口内の状況を視覚的に確認できるよう、口腔内の写真を撮影します。

図3　歯周ポケットの深さの違いによる状態の目安

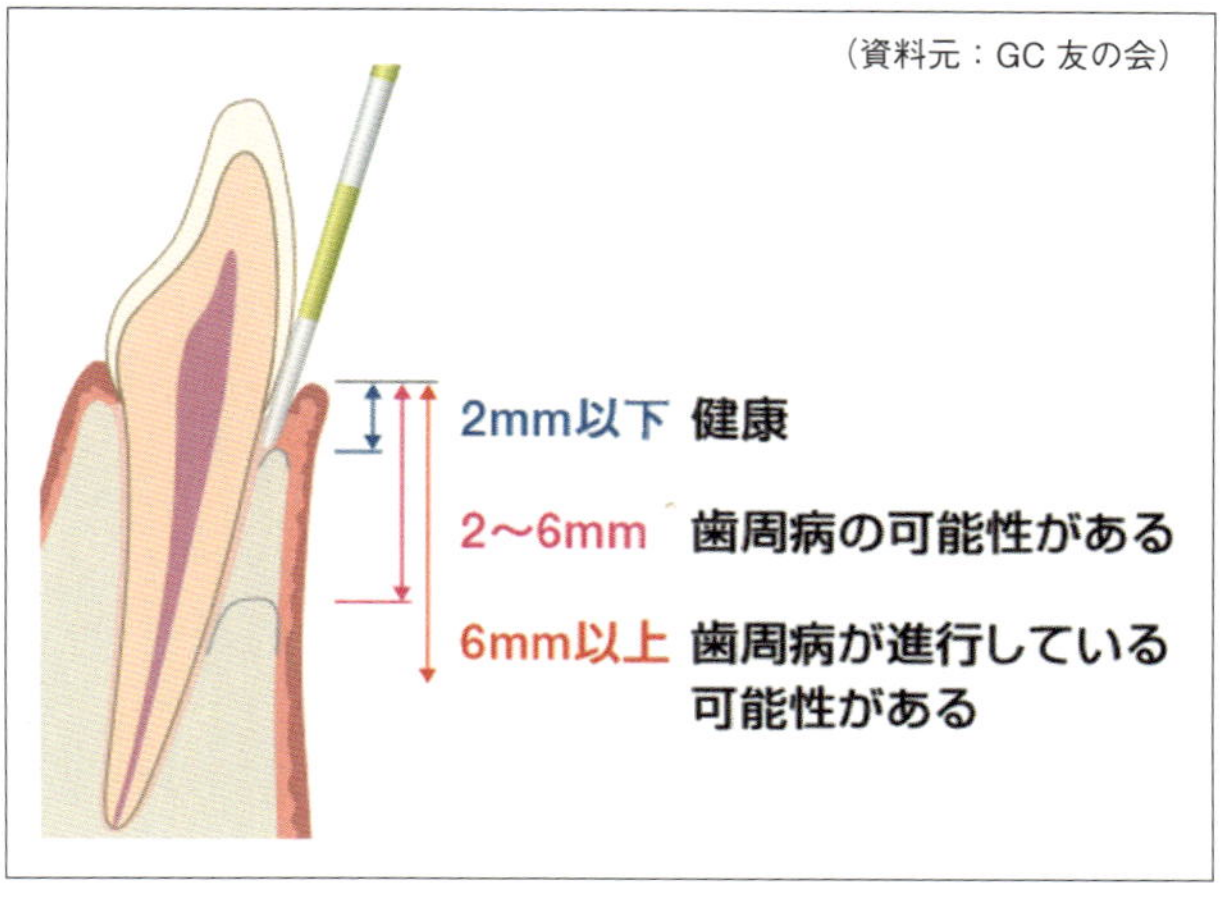
（資料元：GC 友の会）
2mm以下　健康
2〜6mm　歯周病の可能性がある
6mm以上　歯周病が進行している可能性がある

●初期治療（約5回、120〜180分）

①虫歯と歯周病の成因と理由の説明

患者さんの虫歯・歯周病の原因や、それぞれの原因の危険度について説明します。

②唾液検査の結果説明

前回行った唾液の検査結果について説明します。これによって、患者さんの唾液の量・質・虫歯菌の数がわかります。【図4】

●歯みがき指導とホームケア指導

虫歯と歯周病の両方に関係しているのが、みがき残しのプラークです。みがき残しというと、食べ物のかすなどと思いがちですが、プラークはさまざまな菌の集合体で、その中には虫歯菌や歯周病菌も多く含まれています。

このプラークを、歯みがきでしっかり取り除き、虫歯や歯周病にならないようにすることが大切です。でもプラークは歯と同じ色なので、そのままでは見分けがつきにくいですね。

そこで、ここでは歯みがきのあとに歯垢染色剤《しこうせんしょくざい》（歯の表面についたプラークに色をつける薬品）を塗布《とふ》して、どの歯がみがけていないのかをチェックするなど、丁寧に歯みがきの指導をしていきます。虫歯を予防する上で一番大切なのは、正しい歯みがきをすることなのです。

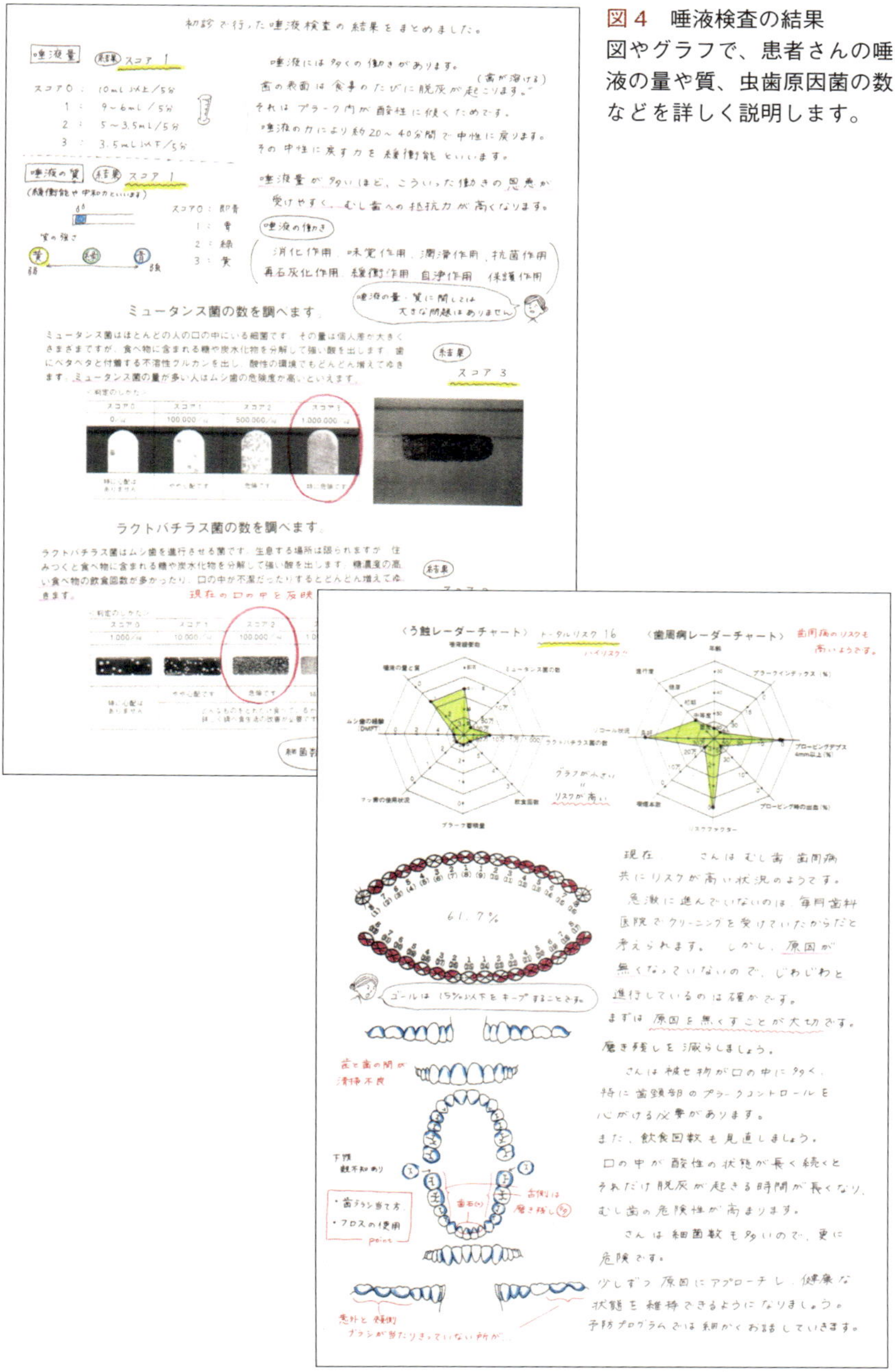

図4　唾液検査の結果

図やグラフで、患者さんの唾液の量や質、虫歯原因菌の数などを詳しく説明します。

●スケーリングを行う

どれだけ丁寧に歯みがきをしても、すべての汚れを取ることはできません。そこで、ここではふだんの歯みがきでは取ることができない歯石などを、歯科衛生士が「スケーラー」という専門の器具を使って除去していきます。このような治療を「スケーリング」といいます。

●スケーリング・ルートプレーニングを行う

「スケーリング・ルートプレーニング」は、歯周ポケットの奥深くにある歯石やプラークを取ることのできる治療方法です。ここでは歯周ポケット内の歯石やプラークなどを取り除き、歯肉の炎症を落ち着かせることで、出血やポケットの深さの改善を図ります。麻酔をかけて行ったり、2〜4回に分けて行うこともあります。

●フッ素を塗布する

フッ素を歯の表面に塗り、歯を強く丈夫にします。

●再評価を行う

すべての歯のスケーリング・ルートプレーニングが終了したのち、2週間以上あけて、初診のときからどのように変化したかを検査していきます。

磨きにくい部分をキレイにします

磨き残しやすい部分は、歯科衛生士が
専門の器具や歯ブラシ、デンタルフロスなどを使ってキレイにします

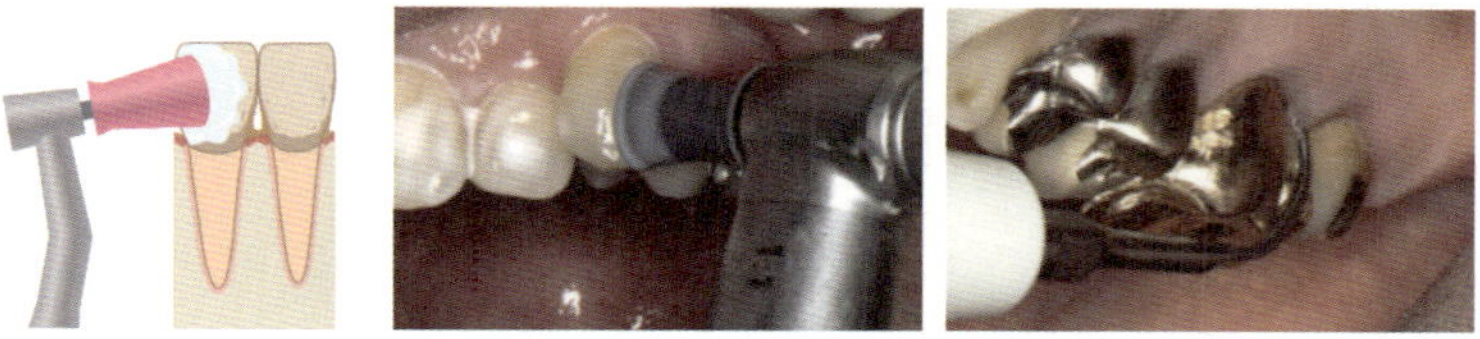

しっかり付いてしまったプラークや、歯ブラシの届かない歯周ポケットの中は、
専門の器具でキレイにします

歯石や着色などをキレイにします

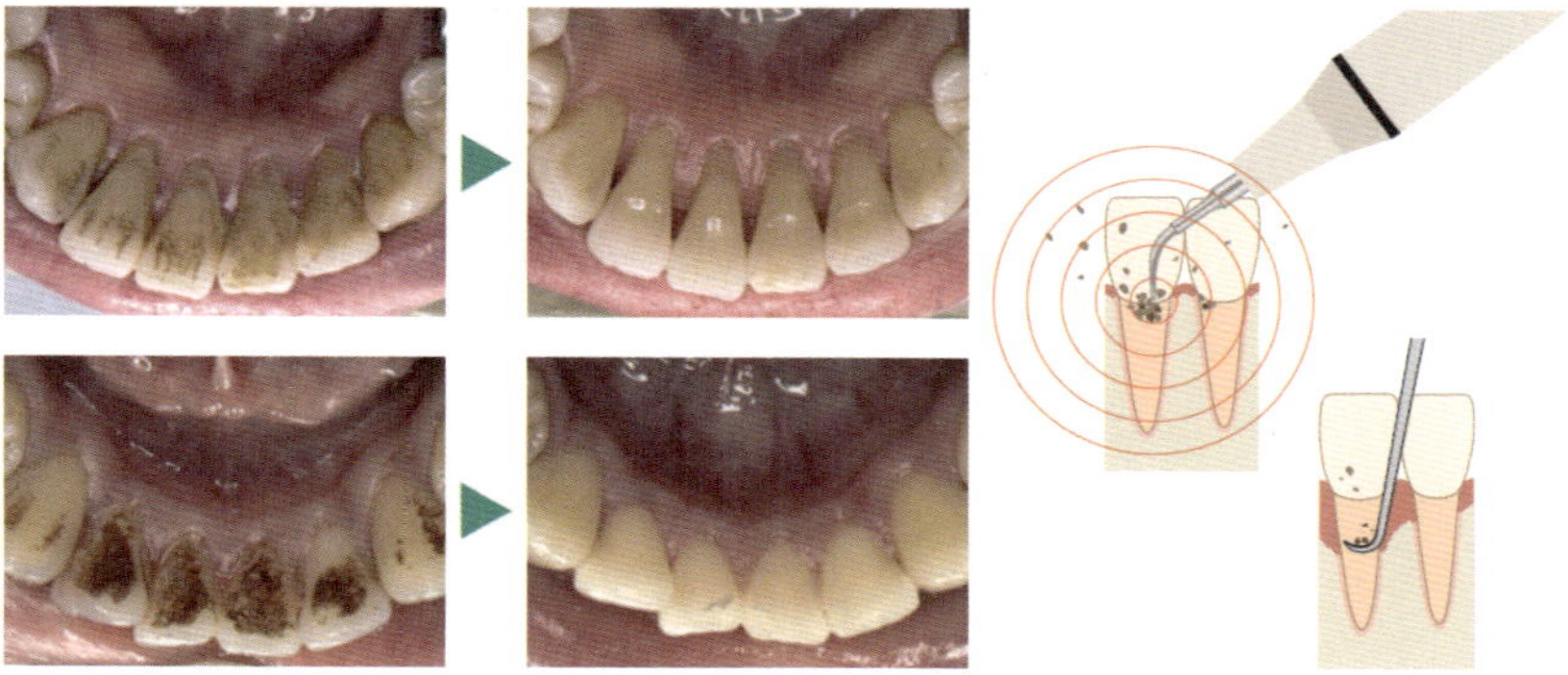

図５　患者さんのセルフケアでみがくのが難しい部分は歯科医師や歯科衛生士などの専門家による「プロフェッショナルケア」できれいにします。患者と歯科医師・歯科衛生士が連携して、歯を守っていくことが大切です。　（資料元：GC 友の会）

メインテナンスの意識が低い日本人

予防歯科の考え方が進んでいる諸外国では、メインテナンスを受ける習慣が定着しています。

しかし、それらの国々とくらべると、日本人のメインテナンス受診率は、とても低いというのが現状です。

・スウェーデン…19歳までは100％、20～59歳で90％、60歳以上は80％。
・アメリカ…年間所得が日本円で400万円以上の層では、ほぼ80％。
・日本…国民全体の２％以下。

日本でも、少しずつ予防歯科の重要性が広まってきてはいますが、残念ながら、まだメインテナンスを受けるという考え方が定着しているとはいえません。

歯は削ってしまうと再生しないため、治療を繰り返していくと、どんどん自分の歯質が少なくなっていきます。修復物を保持させるために、一度治療した歯を再治療する際には、さらに大きく歯を削る必要があります。

また、ぴったり合った詰めものやかぶせものでも、目に見えないほどのすき間が生じていたりするので、そこから虫歯菌が侵入して、二次虫歯になりやすいといえます。

そんなところでもメインテナンスは効果を発揮します。自分で歯みがきすることが難しい部分を歯科医院で清掃し、定期的に虫歯予防のフッ素を塗布すること。それが大切なのです。

歯を失うと、生活の質も落ちてしまいます。

そうなってしまう前に、健康なうちから、日々のブラッシングと定期的なメインテナンスで、ぜひ健康を維持していきましょう！

※虫歯になりやすい原因とは……

がんばって歯みがきをしていても虫歯になりやすい人もいれば、反対に、あまりみがかなくても虫歯になりにくい人もいますね。その違いは何でしょうか？

歯みがきはもちろん大事なのですが、原因はそれだけではありません。虫歯のリスクは人それぞれ違うのです。

【図６】は、虫歯に関連する、さまざまな項目を検査してグラフにしたもので、グラフの面積が大きいほど虫歯になりにくいということを表しています。

図６　虫歯に関連する項目を検査してグラフにしたもの

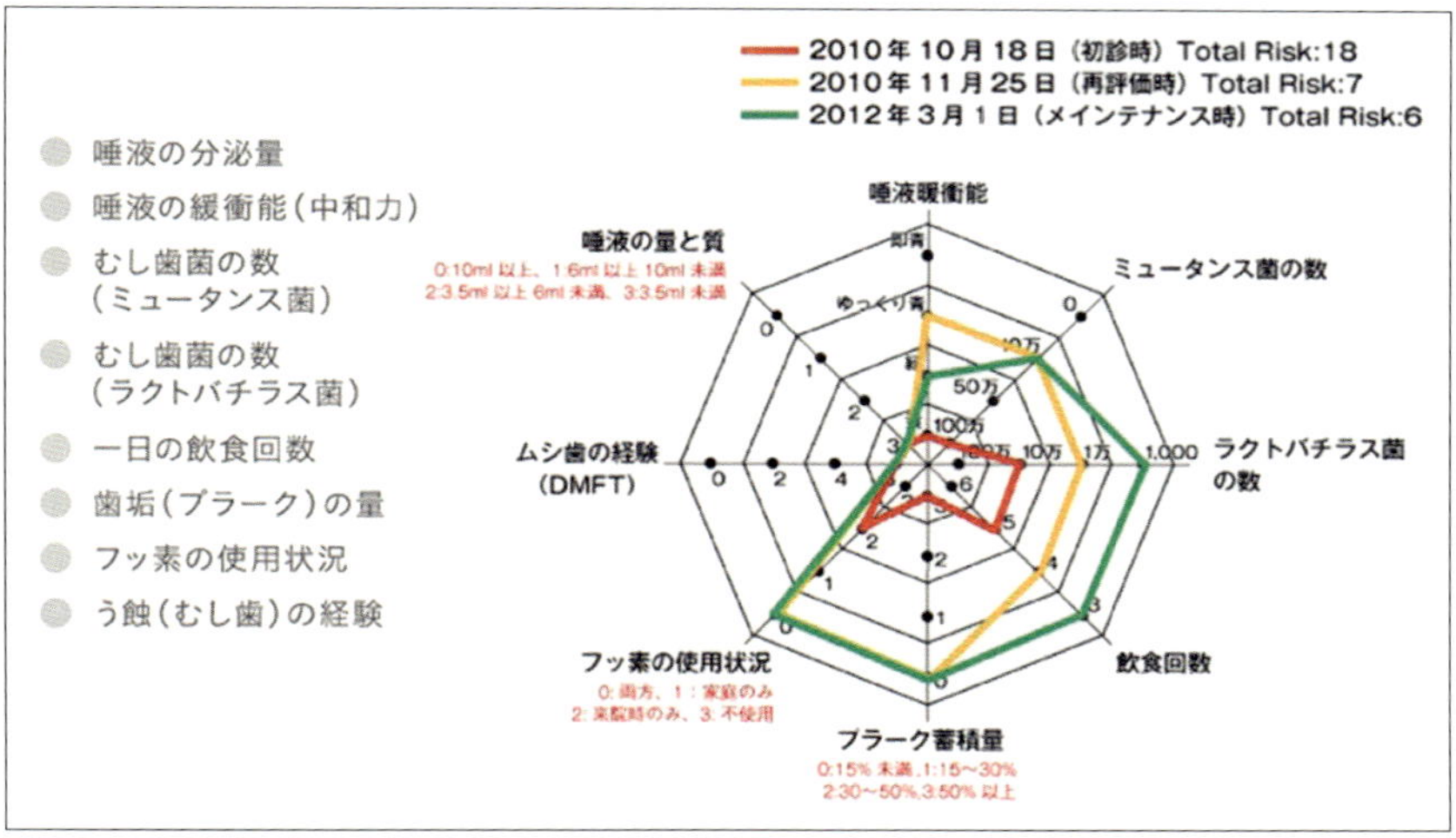

歯科でもセカンドオピニオンを！

今の治療に疑問や不満を感じたら……

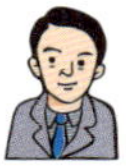

いま受けている治療に疑問があって、このままでよいのか不安を感じています。岩田先生のところでは、歯科のセカンドオピニオンをしてくださるそうですね。

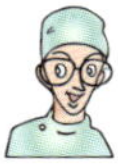

はい。現在の医療では、患者さんが納得のいく治療法を選択できるよう、主治医とは別の医師に、病状や治療方針についての意見を求めるセカンドオピニオンが普及しています。

それでも歯科ではまだ珍しいようですね。私たちの医院では、患者さんの疑問や不安をうかがった上で精密な検査を行い、可能な治療の案を具体的に提案しています。

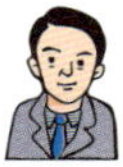

患者さんは、どんなきっかけから、セカンドオピニオンを受けるのでしょうか？

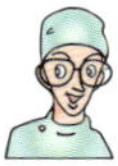

やはり基本的には、現在かかっている歯科医院での対応に疑問や不信感を持たれたことをきっかけに、来院されていますね。

たとえば、治したはずの歯がまた痛んだり、不具合を訴えても、すぐ対応してくれないという方。または、すぐに歯を抜かれてしまうとか、インプラント治療など、高額な方法をやたらと勧められるといったケースも見受けられます。

そもそも、その患者さんの歯の状態について、本人にわかるような説明がなされていないことも多くて、治療方針も歯科医師の言いなりだったりします。

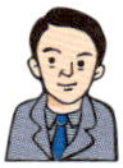

そうなんです、私も同じようなことがありました。では、セカンドオピニオンの際には、どのようなことをするのですか？

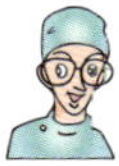

まずはカウンセリングで、患者さんの今までの治療への疑問を共有することから始めます。どんなことで困っているのか、最初からきちんと整理されている患者さんもいれば、考えがまとまらずに悩み相談のようになったり、ときには、これまでの診療に対する不信を吐きだすことから始まる場合もあります。とにかく、ここでたっぷり時間をかけます。

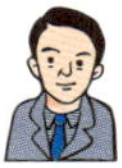

疑問や不安を、じっくり時間をかけて聞いていただけるのはありがたいですね。

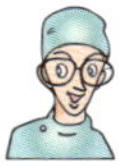

それから、患者さんにお口の現状を詳しく正確に理解してもらうため、虫歯のチェックや歯ぐきの精密検査を行います。

それまで受診していた医療機関では、こうした検査結果を患者さんにきちんと説明していないこともよくあって、それが不信や疑問を持つ原因の1つにもなっているようです。

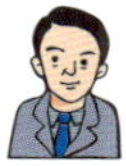

うーん。そういえば、自分の検査なのに、結果をしっかり理解していないことが多いかもしれません。今まであまり考えたことはありませんでしたが。

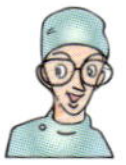

次に歯のレントゲン撮影を行います。撮影した写真は、その後の治療の際の指標となる大事なものです。
私のところでは、全体を1枚におさめるパノラマ撮影よりも、部分的に撮影した方が細部までしっかり見えるという考え方から、あえて通常のレントゲンを複数枚、撮影するようにしています。また、あとでじっくり見られるよう、1セットは患者さんにお渡ししています。

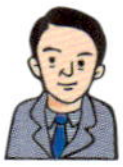

レントゲンがいただけるなんて、今までなかったです。

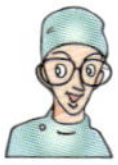

次は唾液の検査と口腔内の写真撮影を行います。唾液を検査することで、細菌の量や唾液の質、虫歯のリスクなどがわかります。また、自分では見づらい口内の状況を視覚的に確認できるよう、写真は部分的に14枚撮影します。

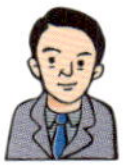

確かに、これだと自分の歯がどうなっているか、とてもよくわかりますね。

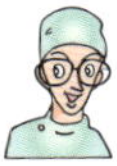

こうした詳細な検査の結果を踏まえて、患者さんに現在のお口の中の状態を詳しく説明します。そして、どのような治療方法が考えられるか、それぞれのメリットやデメリットを、治療費の概算とともに、複数パターンご提案します。どれにするかは、その日にすぐ決める必要はありませんし、納得のいくまでご検討いただけます。

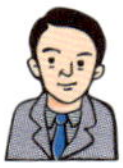

そこまで丁寧にやっていただければ、どんな状況の患者さんでも納得できそうですね。

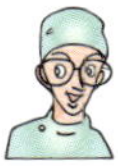

ここまで3時間以上かけて徹底的に行いますので、費用は10万円となっています。私が提案した治療方法でも、必ずしもこちらにご依頼いただかなくても大丈夫です。また治療の中に、もしも保険診療で行いたい部分があれば、そこだけ他院を受診されてもかまいません。その際にも、当院からお渡ししてある資料を使っていただいてけっこうです。

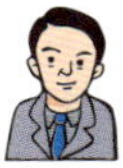

ご説明、ありがとうございました。しっかり検討させていただきます。

保険診療を行わないわけ

「初診料が10万円」である理由

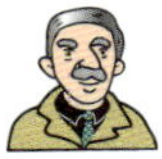

岩田先生の医院では、なるべく少ない通院回数で治療を終わらせる、他院で抜くと言われた歯でも治す、がモットーだそうですが、本当でしょうか。治療代はいくらかかるのでしょうか？

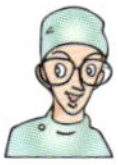

はい。私どもが行っている診療システムでは、初診は3時間、予備時間とあわせると4時間くらいかかるでしょうか。それで初診料は10万円です。

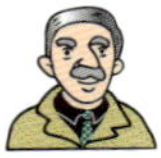

10万円……ですか、一般的に考えると高く感じますが……。

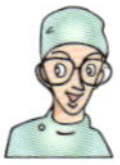

私自身も高いとは思います。ですが、私どもの医院では、予約時間をしっかりと患者さんに確保するために、1日に基本的に2人しか治療の予約を入れていないのです。

1日2人の治療で、経営が成り立つのですか？

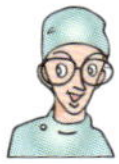

ですから、初診料が10万円になるわけです。治療によってかかる料金は、また別です。それで経営が楽かといえば、そうではありません。でも良心的に、なるべく少ない来院回数で終わらせたいという思いから、そのようにしているのです。

そこまでの料金を支払ってでも、先生の医院には、全国から患者さんが訪れていらっしゃるそうですが、その魅力について教えてください。

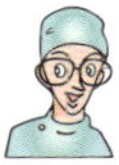

たとえば、保険のきく診療ですと、経営を成り立たせるためには1日に20人前後の患者さんを治療しなくてはなりません。しかし、たった10数分の診察時間で、本当に必要な治療ができるとは思えません。つまり、うちに来られる患者さんは、ほかの医院の10倍以上のスタッフと時間を独り占めしているということになるのです。

そううかがうと、かなり贅沢な治療ではありますね。

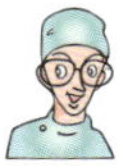

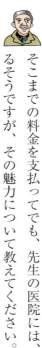

ほかの歯科医院では、朝の9時から、間に休憩を入れながらでも、夜の8時頃まで診療しているなどという例がたくさんあります。ですが、私は正直、「よく、そんなに集中力が

続くな」と思っています。だらだら治療して時間・日数がかかるのと、丁寧に治療してお金がかかるのとでは、どちらがいいのかという話にもなります。

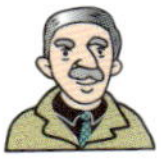

そうですね。1本の歯の治療に何日もかかるのは、仕事を持っていたりすると負担が大きいですよね。かなりの労力と時間を要するわけですから……。

保険診療の問題点

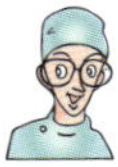

歯を抜かずに治すために、私が特に力を入れているのが、歯の根の中の神経を治療する「根管《こんかん》治療」です。虫歯でいったん破壊されてしまった歯でも、根管治療をしっかり行えば、元の歯と同じく永く機能させることができます。

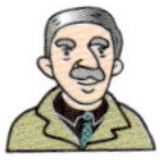

なるほど、そんな良い治療方法があるんですね。

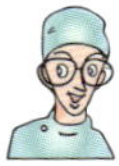

ただし、根管治療には、とても時間がかかります。たとえば、前歯は歯の神経の入っている根管は1つですが、歯髄《しずい》（歯の神経と呼んでいるもの）を取り除いて根の中に薬を緊密に充填《じゅうてん》するには、説明の時間まで含めると、だいたい90分くらいはかかります。

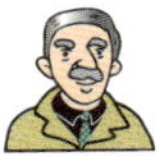

えっ、90分も？

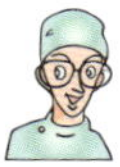

これが奥歯になると、1つの歯に根管が3〜4本ある上に、そのすべてが大きな湾曲をともなっていることも、まれではありません。そんな場合は、だいたい1本の歯で8時間くらいかかります。

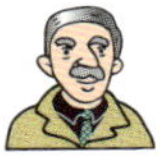

8時間！　1本の歯にですか？　でも……そんなに時間をかけて治療してもらえるなら、確かに安心できますね。

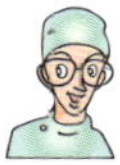

私は保険診療をいっさい行っていません。ですから、患者さんの金銭的な負担はとても大きくなりますし、これは私の診療の最も大きなデメリットになるとも思います。
しかし、今ご説明したような治療を、たくさんの患者さんを診なければ経営が成り立たない、保険診療でやることには、やはり無理があるのです。

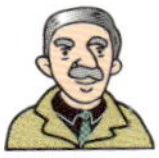

うーん、おっしゃること、わかる気がします。

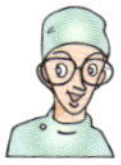

もちろん、保険診療の範囲で、歯の根の治療をしっかり行っている歯医者さんも、確かにいらっしゃいます。それでも、患者さんから「前の先生は何の説明もなく、何度も同じ治

療で通わされた」などというお話も、やはりよく聞くのです。そういう先生は、説明の時間をとることができないのだなと思います。

だからこそ私は、歯を残すために必要なことは、何も省かずにしっかりと行う代わりに、保険診療をいっさい行わないことにしたのです。

きちんと説明を受け、確認しながら治療を進める

今まで行かれた歯科医院では、治療のあとなどに、あなた自身の歯のレントゲン写真をきちんと見せた上で、詳しく説明してくれていましたか？

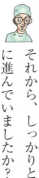

見せてくれたこともあるし、見せてくれないこともありました。

それから、しっかりと歯の根の先まで薬が入っていることを確認して、その次のステップに進んでいましたか？

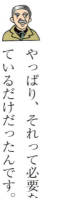

やっぱり、それって必要なんですか。今までは、お医者さんの勧める治療を、黙って受けていただけだったんです。

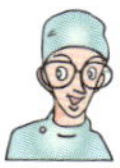
いくら経験を積んだ医者でも、間違いや失敗はあります。だからこそ確認して、進んだり、戻ったりするんです。

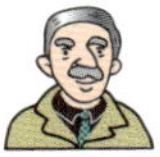
へえ。そんな話をしてくれるお医者さんとは、今まで会ったことがありませんでしたよ。

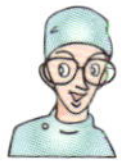
こんな例もありました。ある患者さんが歯科医院で、いきなりこの歯は抜くと言われたんです。抜くか抜かないか、様子を見るか、どうするかを決めるのは患者さん本人なのに、歯医者本意で治療が進んでしまうことがかなり多いんです。

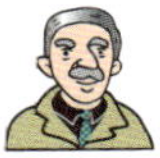
あります、あります。歯を抜くと言われると、もうそれしかないんだと、神様の声のように感じちゃうんです。抜くのをちょっと考えさせてくださいなんて、とても言えないような雰囲気で……。

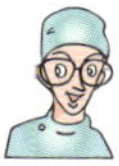
自分の歯なのに、患者さんが歯の状態を知らされていないことも多いんです。ひどい場合には、歯の根の中で治療器具が折れていたり、穴があけてあったり、そうした事実すら知らされないで抜かれてしまうわけです。

私たちは、患者さんに本当のことを告げて理解してもらうよう、努力しています。また、理解してもらった上で、どのような治療ができるのかも説明しています。

なんだか、今までそんな歯医者さんと出会ったことがないので、岩田先生のおっしゃることも、すぐには信じられないです。すみません（笑）。

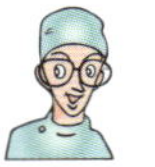

いえいえ。私は、かつて師事した先生から、治療は基本に忠実に、早く、きれいに、丁寧に、と、叩き込まれました。そして、患者さんには必ず本当のことを告げろとも言われました。万が一、失敗してしまったときも、ちゃんと患者さんに報告しろと……。

あの、すみませんでした。今ようやく、信じられる気がしてきました（笑）。

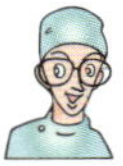

「なるべく少ない来院回数で終わらせる」「抜くと言われた歯も残す」ことができるのは、1人の患者さんに必要な時間をかけることができるからなんです。

ですから遠方から駆けつけてくださる方もいらっしゃるのだと思います。うちの医院が東京駅からも程近い場所にあるのは、地方の方々の交通の便も考えてのことなんですよ。

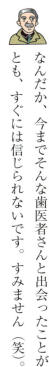

はい、大変よくわかりました。

Dr.イワタのエピソード②

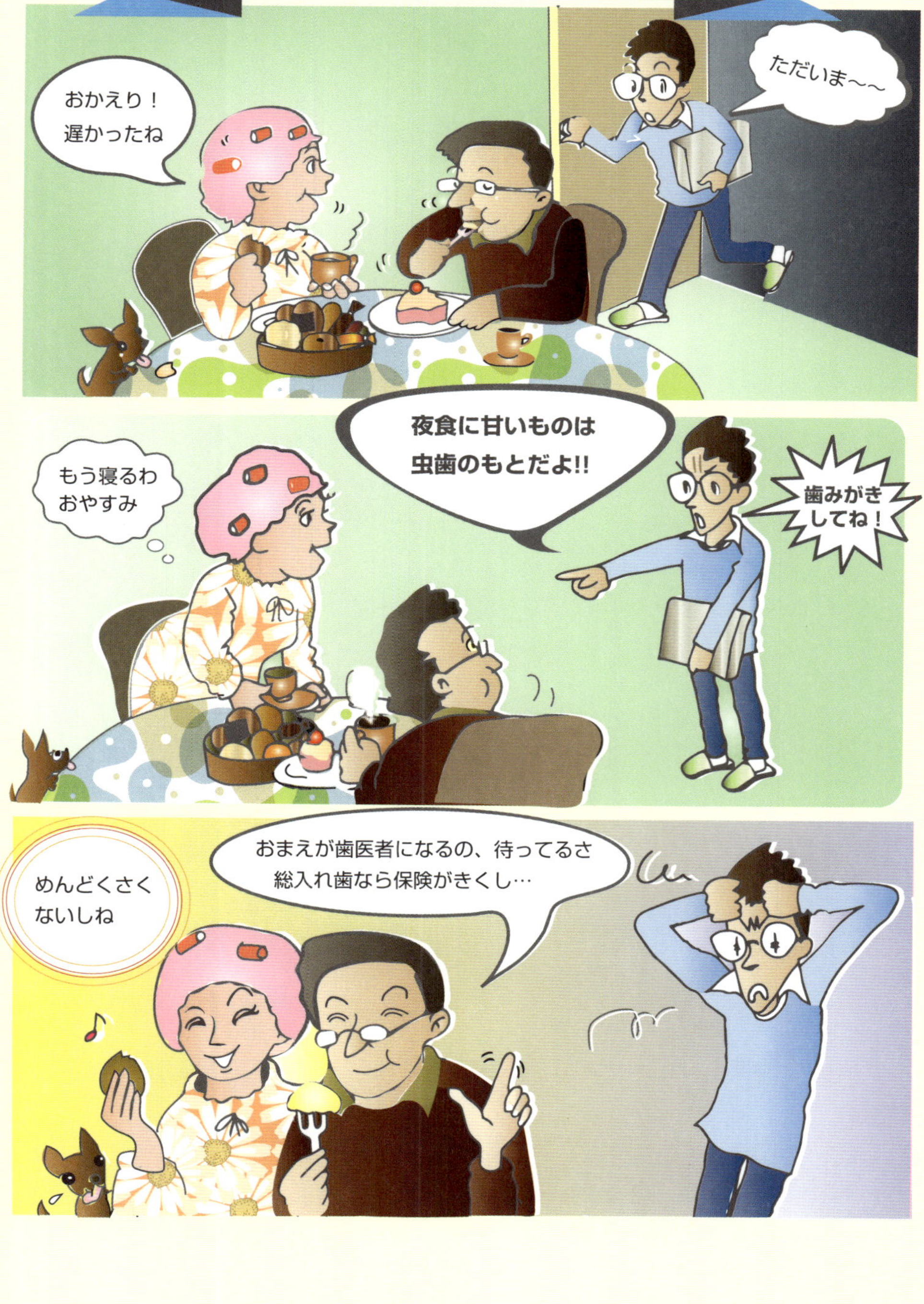

ただいま～～
おかえり！遅かったね
夜食に甘いものは虫歯のもとだよ!!
歯みがきしてね！
もう寝るわおやすみ
おまえが歯医者になるの、待ってるさ総入れ歯なら保険がきくし…
めんどくさくないしね

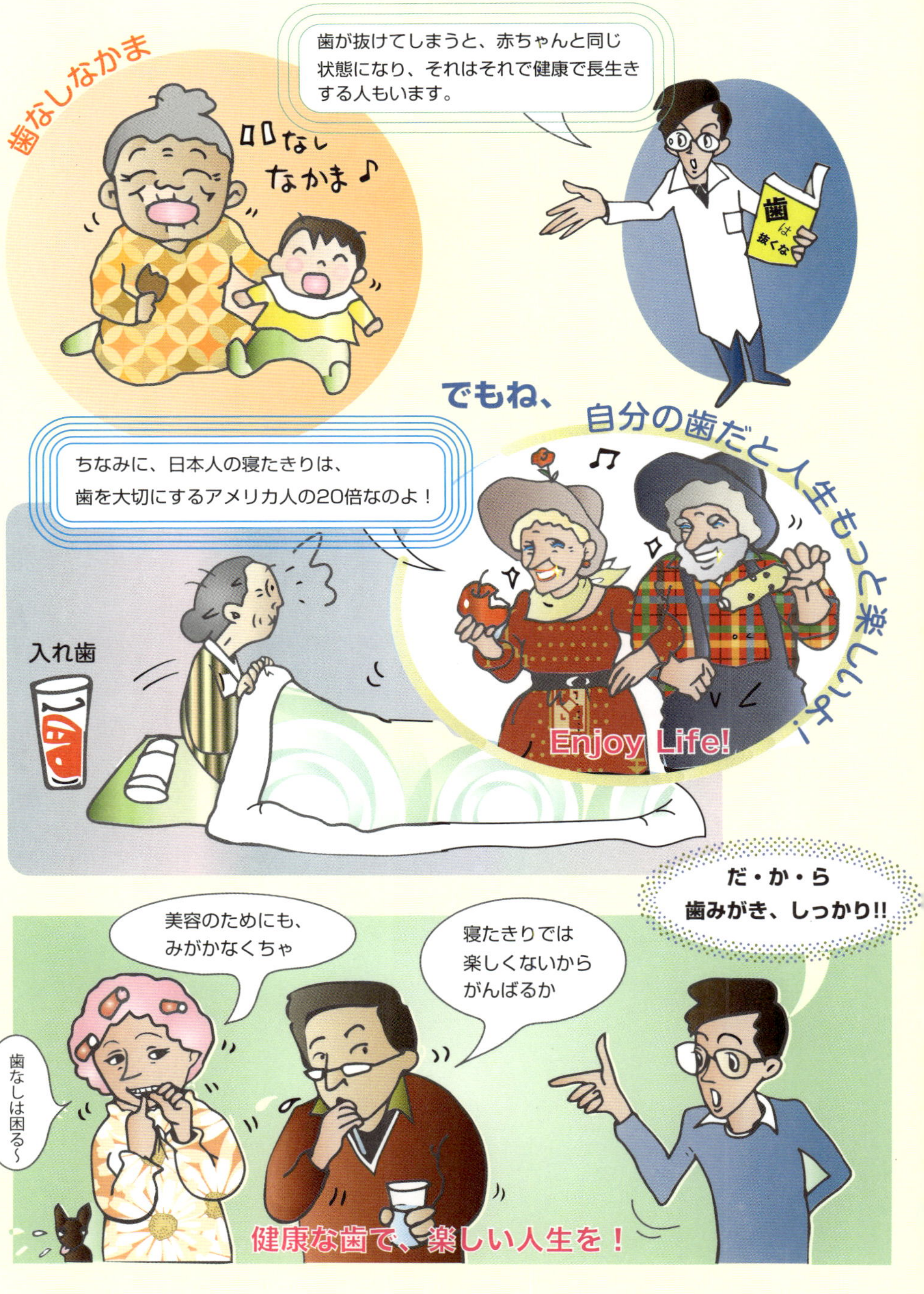

歯なしなかま
なし
なかま♪
歯が抜けてしまうと、赤ちゃんと同じ状態になり、それはそれで健康で長生きする人もいます。
歯は抜くな
でもね、
自分の歯だと人生もっと楽しいよー
ちなみに、日本人の寝たきりは、
歯を大切にするアメリカ人の20倍なのよ！
入れ歯
Enjoy Life!
だ・か・ら
歯みがき、しっかり!!
美容のためにも、
みがかなくちゃ
寝たきりでは
楽しくないから
がんばるか
歯なしは困る〜
健康な歯で、楽しい人生を！

■参考文献

『Periodontology』Klaus H. & Edith M. Rateitschak, Herbert F.wolf, Thomas M.Hassell 著 Thieme（1989）
『Endodontology』Rudolf Beer, Michael A. Baumann, Syngcuk Kim 著　Thieme（2010）
『Lindhe 臨床歯周病学とインプラント第4版』Jan Lindhe. Thorkild Karring. Niklaus P.Lang／編著　岡本浩／監訳　クインテッセンス出版（2005）
『歯科のための内科学』井出和徳・堂前尚親　南江堂（1997）
『OFPを知る－痛みの患者で困ったときに－』井川雅子・今井昇・山田和男　クインテッセンス出版（2005）
『猪越重久のMI臨床 接着性コンポジットレジン充填修復』猪越重久　デンタルダイヤモンド社（2005）
『歯科医療再生のストラテジー&スーパービジョン』川渕孝一／編　医学情報社（2005）
『クリニカルカリオロジー』熊谷崇・熊谷ふじ子・藤木省三・岡賢二・Douglas Bratthall　医歯薬出版（2002）
『「歯科」本音の治療がわかる本』熊谷崇・秋本秀俊　法研（2003）
『レジン充填でいこう』河野篤／監修　桃井保子・秋本尚武／著　永末書店（2002）
『カラーアトラス エンドドンティックス』斎藤毅・西川博文・中村洋／訳　医歯薬出版（1995）
『エンドドンティクス21』須田英明・戸田忠夫／編集主幹　永末書店（2000）
『私は「初診料10万円」の歯医者です』谷口清　新講社（2003）
『パーフェクト歯内療法』高島憲二　デンタルダイヤモンド社（2004）
『自家歯牙移植』月星光博　クインテッセンス出版（1999）
『治癒の歯内療法』月星光博・福西一浩・仲田憲司／編著　クインテッセンス出版（2000）
『咬合この変わりゆくもの』續肇彦　医歯薬出版（1996）
『新・歯科医院経営のすべて』永山正人　一世出版（2000）
『50歳からのインプラント』荻原芳幸・葉山めぐみ　小学館（2005）
『歯の解剖学』藤田恒太郎／原著　桐野忠大・山下靖雄／改定　金原出版（1995）
『3Mix-MP 法と LSTR 療法』星野悦郎・宅重豊彦　ヒョーロン・パブリッシャーズ（2000）
『口臭治療の実践』本田俊一・小西正一　日本歯科新聞社（2002）
『支台歯侵襲を抑えた進化した接着ブリッジ』眞坂信夫・近藤康弘・岡田常司　クインテッセンス出版（2004）
『臨床歯周治療学』村井正大　三樹企画出版（1988）
『新・開業前後のハウツウ』山田元樹・大林茂夫・渡辺博・飯森誠之　デンタルダイヤモンド社（1995）
『子どものための歯肉炎予防マニュアル』ライオン歯科衛生研究所編　東山書房（1995）
『歯科医の知っておきたい医学常識103選』佐々木次郎　デンタルダイヤモンド社（1990）
『インプラントセラピー』クインテッセンス出版（1998）
『デンタルカリエス その病態と臨床マネージメント』Ole Fejerskov & Edwina Kidd 編　医歯薬出版（2013）
『本当の PMTC その意味と価値』ペール・アクセルソン／著　西真紀子・訳　オーラルケア（2009）

■参考サイトURL

SUNSTAR　https://www.sunstar.com/jp/
LION　https://www.lion.co.jp/ja/
ライオン歯科衛生研究所　https://www.lion-dent-health.or.jp/
日吉歯科診療所　http://www.hiyoshi-oral-health-center.org/
GC　https://www.gcdental.co.jp/main.html

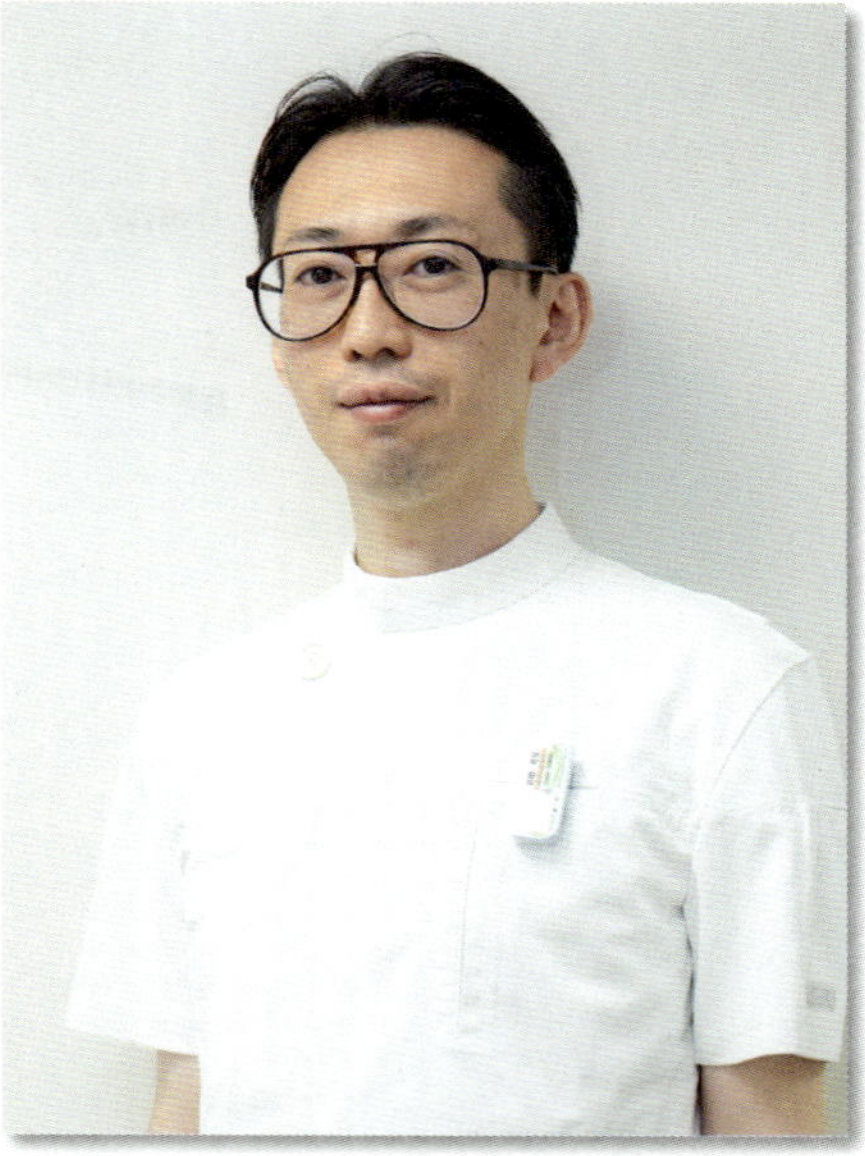

●著者略歴

岩田有弘（いわた ありひろ）

歯科医師　博士（歯学）

1974 年生

日本大学歯学部卒業

日本大学大学院歯学研究科卒業（病理学専攻）

2009 年 7 月　岩田有弘歯科医院「岩田有弘 cabinet de dentiste」開設（日本橋）

現在に至る

「自分がされたくない治療は行わない」ことをもっとも大切に、毎日の診療を行っている。

また、歯医者さんでの定期検診は大切だと思っているが、自分だったら面倒くさいので歯医者通いが止まる方法をいつも考えている。

インプラントはハイリスクハイリターンの処置ととらえ、慎重に取り組んでいる。

執筆協力　　　　　上條さなえ
編集協力　　　　　志村由紀枝
装丁・本文デザイン　DOMDOM

改訂版 歯は抜くな
抜くといわれた歯を守る

2018年12月　初版第1刷発行
2024年 3 月　　第6刷発行
著　者　岩田有弘
画　家　相澤るつ子
発行者　水谷泰三
発　行　株式会社**文溪堂**
〒112-8635　東京都文京区大塚3-16-12
TEL（03）5976-1515（営業）
（03）5976-1511（編集）
ホームページ　https://www.bunkei.co.jp
印刷・製本　株式会社 広済堂ネクスト

ISBN978-4-7999-0304-9 NDC497　143P　148 × 210mm